Kohlhammer

Der Autor

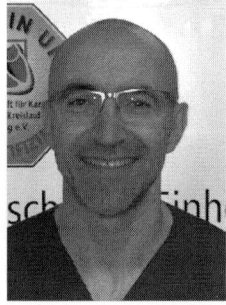

Jürgen Köhler ist Krankenpfleger mit der Fach-Weiterbildung für Anästhesie und Intensivpflege sowie Pflegeexperte für Chest Pain Unit. Er ist in der Intensivpflege im Siloah St. Trudpert Klinikum und als Rettungsassistent in Pforzheim tätig. 2010 wurde ihm dort die Leitung der Intermediate Care Station mit integrierter Chest Pain Unit übertragen.

Danksagung

Einen ganz besonderen Dank möchte ich meiner Lektorin, Alexandra Schierock, aussprechen. Deine motivierenden Worte und Deine unendliche Geduld während der zum Teil sehr schweren Corona-Wellen 1–3 gaben mir immer wieder Mut, Kraft und Motivation für dieses Buchprojekt.

Widmung

Das Buch widme ich meiner Familie, welche mir in den vergangen Monaten auf besondere Art und Weise zur Seite standen.
Ich liebe Euch

Simone, Joshua, Aaron und Elias

Jürgen Köhler

EKG-Grundlagenwissen

Monitoring auf
Überwachungsstationen
und -bereichen

Verlag W. Kohlhammer

Dieses Werk einschließlich aller seiner Teile ist urheberrechtlich geschützt. Jede Verwendung außerhalb der engen Grenzen des Urheberrechts ist ohne Zustimmung des Verlags unzulässig und strafbar. Das gilt insbesondere für Vervielfältigungen, Übersetzungen und für die Einspeicherung und Verarbeitung in elektronischen Systemen.

Pharmakologische Daten verändern sich ständig. Verlag und Autoren tragen dafür Sorge, dass alle gemachten Angaben dem derzeitigen Wissensstand entsprechen. Eine Haftung hierfür kann jedoch nicht übernommen werden. Es empfiehlt sich, die Angaben anhand des Beipackzettels und der entsprechenden Fachinformationen zu überprüfen. Aufgrund der Auswahl häufig angewendeter Arzneimittel besteht kein Anspruch auf Vollständigkeit.

Die Wiedergabe von Warenbezeichnungen, Handelsnamen und sonstigen Kennzeichen berechtigt nicht zu der Annahme, dass diese frei benutzt werden dürfen. Vielmehr kann es sich auch dann um eingetragene Warenzeichen oder sonstige geschützte Kennzeichen handeln, wenn sie nicht eigens als solche gekennzeichnet sind.

Es konnten nicht alle Rechtsinhaber von Abbildungen ermittelt werden. Sollte dem Verlag gegenüber der Nachweis der Rechtsinhaberschaft geführt werden, wird das branchenübliche Honorar nachträglich gezahlt.

Dieses Werk enthält Hinweise/Links zu externen Websites Dritter, auf deren Inhalt der Verlag keinen Einfluss hat und die der Haftung der jeweiligen Seitenanbieter oder -betreiber unterliegen. Zum Zeitpunkt der Verlinkung wurden die externen Websites auf mögliche Rechtsverstöße überprüft und dabei keine Rechtsverletzung festgestellt. Ohne konkrete Hinweise auf eine solche Rechtsverletzung ist eine permanente inhaltliche Kontrolle der verlinkten Seiten nicht zumutbar. Sollten jedoch Rechtsverletzungen bekannt werden, werden die betroffenen externen Links soweit möglich unverzüglich entfernt.

1. Auflage 2022

Alle Rechte vorbehalten
© W. Kohlhammer GmbH, Stuttgart
Gesamtherstellung: W. Kohlhammer GmbH, Heßbrühlstr. 69, 70565 Stuttgart
produktsicherheit@kohlhammer.de

Print:
ISBN 978-3-17-039578-7

E-Book-Formate:
pdf: ISBN 978-3-17-039579-4
epub: ISBN 978-3-17-039580-0

Vorwort

Lange habe ich mich mit dem Gedanken befasst, ein EKG-Buch zu schreiben, habe aber diesen Gedanken immer wieder zur Seite geschoben, denn »… schon wieder ein EKG-Buch, davon gibt es inzwischen so viele, dass man den Markt gar nicht mehr überblicken kann.« Was mir jedoch bei der Vielzahl an EKG-Büchern aufgefallen ist: Das Lesen und Interpretieren des Monitor-EKG wird in diesen Büchern regelmäßig außer Acht gelassen. Dabei ist es doch genau DAS, was die Pflegefachmänner und -frauen in den verschiedensten Monitorstationen und Überwachungsbereichen dringend benötigen.

Als Pflegekräfte sind wir rund um die Uhr am Patientenbett, haben dabei nicht nur den Patienten[1], sondern auch den Überwachungsmonitor stets im Blick. Kommt es jetzt zu EKG-Veränderungen oder Rhythmusstörungen, müssen wir aufgrund des Monitor-EKG die nächsten Maßnahmen einleiten. Darum ist es wichtig, dass die Interpretation des EKG am Überwachungsmonitor beherrscht wird und zwar noch vor dem Beherrschen des auf Papier geschriebenen 12-Kanal-EKG.

Dieses Buch soll nun also genau diese Lücke schließen. Ganz bewusst wird hier auf die Interpretation und Befundung eines 12-Kanal-EKG verzichtet.

---

[1] Wenn bei bestimmten Begriffen, die sich auf Personengruppen beziehen, nur die männliche Form gewählt wurde, so ist dies nicht geschlechtsspezifisch gemeint, sondern geschah ausschließlich aus Gründen der Lesbarkeit.

Anmerkung:
Die in diesem Buch abgebildeten EKG-Streifen sind Original-EKG-Ausdrucke mit z. T. nicht skalierten Rastern. Weshalb dann auf diesen Streifen eine genaue Frequenzberechnung usw. NICHT möglich ist.

Sollten Sie, verehrte Leserinnen und Leser, nach der Lektüre und Verinnerlichung dieses Buches Lust auf die Befundung eines »großen« EKG haben, dann empfehle ich Ihnen das Buch »Chest Pain Unit«, welches ebenfalls im Kohlhammer Verlag erschienen ist.

Juni 2021 Jürgen Köhler

Inhalt

Vorwort 5

Abkürzungsverzeichnis 11

1 Einleitung 13

2 Herz 14
    2.1 Anatomische Lage 15
    2.2 Größe und Gewicht 15
    2.3 Die Wandschichten des Herzens von innen nach außen 16
        2.3.1 Das Endokard 16
        2.3.2 Das Myokard 17
        2.3.3 Das Epikard 17
        2.3.4 Das Perikard 17
    2.4 Die Blutversorgung des Herzens 18
    2.5 Der Blutkreislauf 19
        2.5.1 Der kleine Blutkreislauf 20
        2.5.2 Der große Blutkreislauf 20
    2.6 Das vegetative Nervensystem im Herzen 21
    2.7 Das Reizleitungssystem 22
        2.7.1 Das Ruhe- und Aktionspotenzial am Herzen 23
        2.7.2 Schrittmacherzellen in Aktion 23
        2.7.3 Die Refraktärzeit und vulnerable Phase des Herzens **24**
    2.8 Der Herzzyklus 25
        2.8.1 Kammersystole 26
        2.8.2 Kammerdiastole 26

		2.8.3	Vorhofsystole	26
3	**EKG**		....	**27**
	3.1		Grundlagen	27
		3.1.1	Die Zacken und Wellen im EKG	27
		3.1.2	Das physiologische Reizleitungssystem im Herzen	29
		3.1.3	Die Null- oder Referenzlinie	30
		3.1.4	Berechnung der Herzfrequenz	31
	3.2		Vorbereiten des Patienten zur EKG-Überwachung	32
		3.2.1	Vorbereitung der Haut für die EKG-Überwachung	33
		3.2.2	Anschließen der EKG-Überwachungskabel	33
	3.3		Auswahl der primären und sekundären EKG-Ableitung	34
		3.3.1	Monitore mit 3-EKG-Überwachungskabel	35
		3.3.2	Monitore mit 4-EKG-Überwachungskabel	35
		3.3.3	Monitore mit 5-EKG-Überwachungskabel	35
		3.3.4	Monitore mit dem EASI-Ableitungssystem	36
	3.4		EKG-Ableitungen	36
		3.4.1	Die Ableitungen zur EKG-Diagnostik	38
		3.4.2	Die Ableitungen am Monitor-Überwachungs-EKG	40
		3.4.3	Die EASI-Ableitung	42
4	**Die unterschiedlichen Rhythmen im EKG**		....	**44**
	4.1		Die Rhythmusanalyse	44
	4.2		Der Sinusrhythmus	46
	4.3		Herzrhythmusstörungen	46
		4.3.1	Ursachen der Herzrhythmusstörungen	47
	4.4		Formen der Herzrhythmusstörungen	50
		4.4.1	Sinusbradykardie	50

	4.4.2	Sinustachykardie	50
	4.4.3	Vorhofflattern	51
	4.4.4	Vorhofflimmern	52
	4.4.5	AV-Block	53
	4.4.6	Extrasystolen	56
	4.4.7	Kammertachykardie, Ventrikeltachykardie, VT	62
	4.4.8	Torsade-de-Pointes	62
	4.4.9	Kammerflimmern/-flattern	64
	4.4.10	Asystolie	65
	4.4.11	Pulslose elektrische Aktivität (PEA)	66
4.5	Das Infarkt-EKG		67
	4.5.1	Die Q-Zacke	67
	4.5.2	Die ST-Streckenveränderung	68
	4.5.3	Die T-Welle	69
	4.5.4	EKG-Veränderungen entsprechend den Stadien des Myokardinfarkts	71
4.6	Lokalisation des Infarkts		72
4.7	Die Nehb-Ableitungen bei der Infarktdiagnostik		72

5 Herzschrittmacher — 75

5.1	Herzschrittmacherimplantation		75
5.2	Herzschrittmachersysteme		76
	5.2.1	Einkammersystem	76
	5.2.2	Zweikammersystem	76
	5.2.3	Dreikammersystem	77

6 Monitoreinstellung und Verhalten der Pflegekraft bei Monitoralarmen — 78

6.1	Monitor-Grundeinstellungen und Modifikationen		78
6.2	Der PDCA-Zyklus im Rahmen der Monitorüberwachung		80
	6.2.1	Vorgehensweise gemäß dem PDCA-Zyklus bei Monitoralarmen	81

7	Technische EKG-Störungen und Fehlerquellen erkennen und beseitigen	83
7.1	Vorhandene Grundlinie aber ohne EKG-Bild	83
7.2	Die Amplitude der QRS-Komplexe ist zu klein	84
7.3	Wechselspannung	85
7.4	Muskelzittern	85
7.5	Intermittierende Signalabbrüche	86
7.6	Kein EKG-Signal	86
7.7	Verpolte Ableitungen	87
7.8	Wandernde Grundlinie	87
8	Physiologische Alarmmeldungen erkennen und interpretieren	88
9	Begriffserklärungen/Wörterbuch	95
10	Tipps zum effektiven Lernen	106
11	Fragensammlung	108
12	EKG-Übungsbeispiele	111
12.1	EKG-Übungsbeispiele – Lösungen	139
Literaturverzeichnis		141
	Internetquellen	141

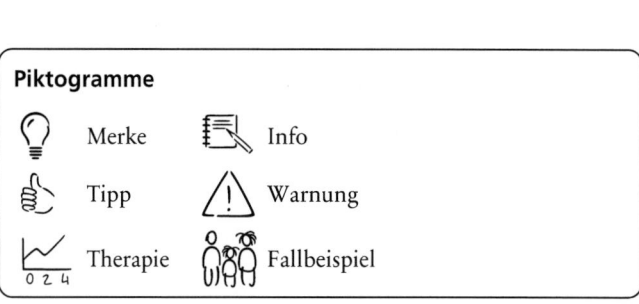

Abkürzungsverzeichnis

A	Arterie
Aa.	Arteriae
ACS	Akutes Koronar Syndrom
AF	Atemfrequenz
AP	Angina pectoris
aVR	augmented (= verstärkt) Voltage (= elektrische Spannung) Rechter Arm
aVL	augmented (= verstärkt) Voltage (= elektrische Spannung) Linker Arm
aVF	augmented (= verstärkt) Voltage (= elektrische Spannung) Fuß
bpm	beats per minute
ca.	cirka
CCU	Cardiac Care Unit (Herzeinheit)
CPU	Chest Pain Unit
CVRF	Kardio Vaskuläre Risikofaktoren
EKG	Elektrokardiogramm/Elektrokardiographie
GKP	Gesundheits- und Krankenpflege
HRST	Herzrhythmusstörungen
i. d. R.	in der Regel
IMC	Intermediate Care (-Station)
ITS	Intensivstation
KG	Körpergewicht
KHK	Koronare Herzkrankheit
Lat.	lateinisch
msec.	Millisekunde
mV.	Millivolt
NSTEMI	Non-ST-Elevation Myocardial Infarction

o. ä.	oder ähnlich
RR	Blutdruck (nach Riva-Rocci)
SHT	Schädel-Hirn-Trauma
SpO2	pulsoxymetrisch (bzw. peripher) gemessene Sauerstoffsättigung
STEMI	ST-Elevation Myocardial Infarction
SVES	Supraventrikuläre Extrasystolen
TAA	Tachyarrhythmia absoluta
u. U.	unter Umständen
V.	Vena
Vv.	Venae
VES	Ventrikuläre Extrasystolen
z. B.	zum Beispiel
ZNA	Zentrale Notaufnahme

1 Einleitung

Damit man das EKG verstehen und interpretieren kann, ist es zunächst einmal wichtig, die anatomischen Strukturen und physiologischen Abläufe zu verstehen. Denn nur wenn man die einzelnen »Wellen« und »Zacken« der Anatomie des Herzens zuordnen kann, kann man die im EKG auftretenden Veränderungen entsprechend werten. Darum ist es unabdingbar, sich mit der Anatomie und Physiologie des Herzens zu beschäftigen.

Weiterhin sollte auch das Anbringen der EKG-Elektroden bedacht werden, denn ein völlig planloses Anbringen der Kabel am Patienten führt nicht selten zur Verpolung, sodass – je nach Anspruch des Betrachters – so gut wie keine Aussage über die elektrische Funktion des Herzens getroffen werden kann.

2 Herz

Das Herz (lat. Cor) ist ein muskuläres Hohlorgan und ist sozusagen der »Motor« des Lebens der Menschen (und der Tiere). Es wird durch die Herzscheidewand (Septum cardiale) in eine rechte und linke Hälfte getrennt. Beide Herzhälften werden jeweils wiederum in Vorhof (Atrium) und Herzkammer (Ventrikel) unterteilt (▶ Abb. 1). Gemeinsam mit den Arterien und Venen bildet dieser »Motor« das Herzkreislaufsystem. Wobei das rechte Herz für den »kleinen« bzw. Lungenkreislauf und somit für den Gasaustausch in den Alveolen zuständig ist, während das linke Herz für den »großen« bzw. Körperkreislauf und somit die Organdurchblutung verantwortlich ist.

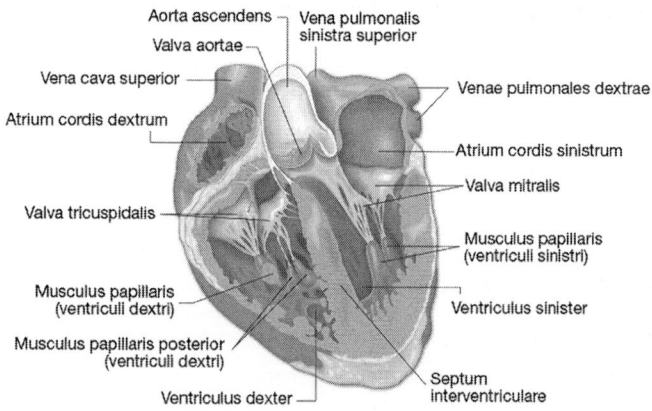

Abb. 1: Das Herz im Querschnitt, mit freundlicher Genehmigung der SERVIER Deutschland GmbH

Dabei pumpt das rechte Herz sauerstoffarmes Blut in die Lungen, wo es dort in den Alveolen mit Sauerstoff »beladen« wird, um es dann über das linke Herz in den Körperkreislauf zu den Organen und Muskeln zu pumpen.

2.1 Anatomische Lage

Das Herz befindet sich im Mediastinum (»Mittelfellraum«), auf Höhe der 4. bis 8. Rippe zwischen der Wirbelsäule und dem Sternum sowie zwischen den beiden Lungenflügeln. Dabei ist es jedoch nicht mittig im Thorax angelegt, sondern eher nach links ausgerichtet. Es liegt zu 1/3 in der rechten und zu 2/3 in der linken Thoraxhälfte. Seine Ausdehnung erstreckt sich hier bis zur linken Medioklavikularlinie, also einer imaginären, senkrechten Linie vom Schlüsselbein nach unten. Die untere Grenze ist das Zwerchfell, auf dem das Herz teilweise aufsitzt.

Die Herzspitze berührt die Brustwand im 5. ICR und ist hier in der Kontraktionsphase tastbar (Herzspitzenstoß).

2.2 Größe und Gewicht

Das gesunde Herz eines erwachsenen Menschen ist in etwa so groß wie seine geschlossene Faust, wobei bei trainierten Sportlern, insbesondere bei Leistungssportlern eine physiologische Hypertrophy bis zu der Größe von 1,5 geschlossenen Fäusten erkennbar ist.

Abhängig von Geschlecht, Körpergewicht, Alter und Trainingszustand wiegt das Herz

- bei Frauen ca. 280–300 gr.
- bei Männern ca. 320–350 gr.

Als kritisch wird ein Gewicht von ca. 500 gr. eingestuft, da dann die Sauerstoffversorgung des Myokards, aufgrund des nicht ausreichenden Blutflusses, vermindert wird.

2.3 Die Wandschichten des Herzens von innen nach außen

Die Wand des Herzens besteht aus insgesamt drei unterschiedlich starken Schichten:

- Die Herzinnenhaut (das Endokard)
- Der Herzmuskel (das Myokard)
- Die Herzaußenhaut (das Epikard)

Das Epikard bildet gemeinsam mit dem Perikard den Herzbeutel, welcher die anatomische Abgrenzung zu den Mediastinalorganen (Trachea, Ösophagus, Thymusdrüse) bildet.

2.3.1 Das Endokard

Das Endokard ist die innerste der drei Schichten der Herzwand. Sie besteht aus einer glatten Endothelhaut, elastischen Fasern und Bindegewebe. Es ist ungefähr 0,5–1,0 mm dick und kleidet den Raum im Herzinneren vollständig aus.

2.3.2 Das Myokard

Das Myokard ist der eigentliche Herzmuskel, welcher aus glatter und quergestreifter Muskulatur besteht. Das Myokard ist für das typische Aussehen des Herzens verantwortlich. In dieser Schicht sind die Erregungs- und Überleitungsbahnen gelagert, welche für die Funktion des Herzens verantwortlich sind.

2.3.3 Das Epikard

Das Epikard bildet die Außenhaut des Herzens und ist fest mit dem Myokard verwachsen. Weiterhin ist es auch das viszerale Blatt (Lamina visceralis) des Herzbeutels (Perikard). Es besteht aus einem einschichtigen Plattenepithel sowie einer subserösen Schicht aus Fett und Bindegewebe, in welchem die größeren Koronargefäße eingelagert sind.

Das Epikard produziert, in geringen Mengen, eine spezielle Flüssigkeit, den Liquor pericardii, welche den Raum zwischen dem viszeralen und dem parietalen Blatt des Herzbeutels befeuchtet. Das Liquor pericardii reduziert die Reibung zwischen den beiden Perikard-Blättern und gewährleistet dadurch die Beweglichkeit des Herzens im Herzbeutel.

2.3.4 Das Perikard

Das Perikard ist die äußere Wand des Herzbeutels. Es besteht aus einer groben Bindegewebs- und Fettschicht. Das Perikard ist mit den Pleuren der Lunge und dem Zwerchfell verwachsen, wodurch die anatomische Lage des Herzens im Thorax fixiert ist.

2.4 Die Blutversorgung des Herzens

Wie jedes andere Organ des Körpers, wird auch das Herz mit Blut und somit mit lebensnotwendigen Nährstoffen versorgt. Dies erfolgt über die sogenannten Herzkranzgefäße, welche kranzförmig um das Herz herum angelegt sind. Dabei unterscheidet man zwei Arten der Koronargefäße, nämlich die Herzkranzarterien (Aa. coronariae) und die Herzkranzvenen (Vv. cordis).

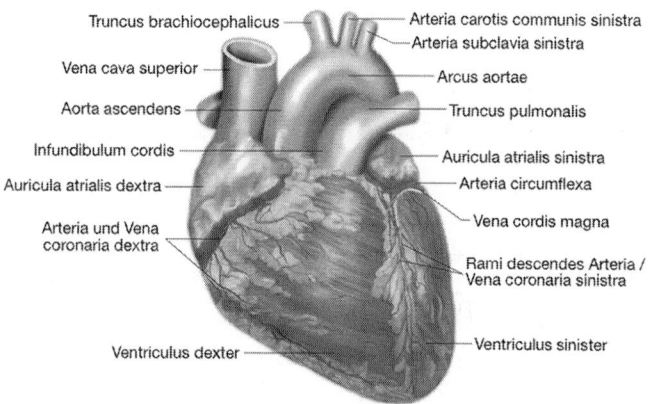

Abb. 2: Herz-Vorderansicht, mit freundlicher Genehmigung der SERVIER Deutschland GmbH

Die Herzkranzarterien entspringen unmittelbar oberhalb der Aortenklappe aus der aufsteigenden Aorta (Aorta ascendens) und verlaufen mit ihren größeren Ästen auf dem Herzmuskel, um dann mit ihren Endaufzweigungen von außen in das Myokard einzutauchen.

Obwohl die Koronararterien aus der Aorta entspringen, werden sie nicht in der Systole, sondern nach dem die Aortenklappe geschlossen ist, also in der Diastole, durchblutet. Die Muskelkontraktion der Ventrikel sorgt in der Systole für die Entleerung der Koronararterien.

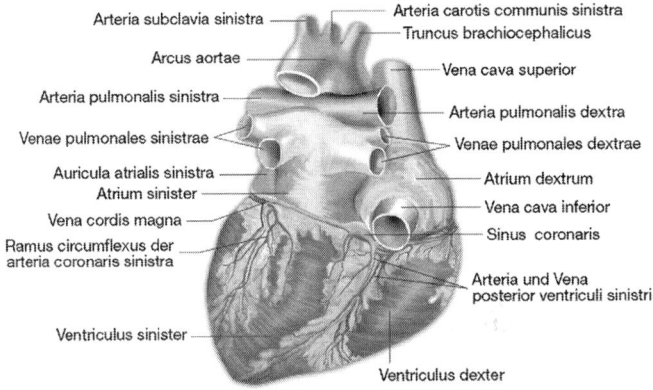

Abb. 3: Herz-Hinteransicht, mit freundlicher Genehmigung der SERVIER Deutschland GmbH

2.5 Der Blutkreislauf

Das Myokard sorgt dafür, dass das Blut kontinuierlich in alle Regionen des Körpers gelangt. Dazu schlägt das Herz durchschnittlich 70 bis 80 Mal pro Minute und pumpt in dieser Zeit vier bis sechs Liter Blut durch das Gefäßsystem. Dies entspricht ca. 360 Liter pro Stunde bzw. 8.640 Liter pro Tag. Durch seine beiden synchron arbeitenden Pumpen, dem rechten und dem linken Ventrikel, pumpt das Herz Blut gleichzeitig in die Lungen (sauerstoffarmes Blut) und in die restlichen Organe sowie die Extremitäten (sauerstoffreiches Blut).

Funktionell wird der Blutkreislauf darum in zwei verschiedene Teilkreisläufe differenziert:

- Der kleine Blutkreislauf.
- Der große Blutkreislauf.

2.5.1 Der kleine Blutkreislauf

Der kleine Blutkreislauf beschreibt den Weg des Blutes vom Eintritt in das rechte Herz, bis zum Austritt aus dem linken Herzen in den großen Blutkreislauf hinein.

Das sauerstoffarme Blut strömt über die V. cava superior (obere Hohlvene) und die V. cava inferior (untere Hohlvene) in den rechten Vorhof. Von dort fließt es durch die Trikuspidalklappe in die rechte Kammer. Von der rechten Kammer aus wird das Blut dann durch die Pulmonalklappe in die A. pulmonalis (Lungenarterie) gepresst, um es dann in den Arteriolen dem Gasaustausch zuzuführen. Hier wird dem Blut über die kleinsten Lungenbläschen, den Alveolen, Sauerstoff zugeführt und »Abfallprodukte«, wie z. B. Kohlendioxid, dem Blut entzogen. Über die Venolen führt dann der Weg des sauerstoffreichen Blutes in die vier Vv. pulmonales (Lungenvene) in den linken Vorhof des Herzens. Von hier aus gelangt das Blut dann durch die Mitral- oder auch Bikuspidalklappe genannt, in den linken Ventrikel. Von hier aus wird es durch die Aortenklappe hindurch in die Aorta und somit in den großen Blutkreislauf gepumpt.

2.5.2 Der große Blutkreislauf

Der große Blutkreislauf beschreibt den Weg des Blutes vom Eintritt in die Aorta bis zum rechten Atrium (rechter Vorhof des Herzens).

Der linke Ventrikel pumpt das Blut in die große Körperschlagader, die Aorta, die sich dann nach oben in die Kopf- und Armarterien und nach unten in die Organ- und Beinarterien in immer kleinere Gefäße bis ins Kapillarsystem verzweigt und Sauerstoff zu allen Organen und Körpergeweben transportiert. Hier im Kapillarsystem, welches aus Arteriolen (mit sauerstoffreichem Blut) und Venolen (sauerstoffarmes Blut) besteht, findet der Gas- und Stoffaustausch statt. Sauerstoff wird aus den Arteriolen in das Gewebe abgegeben, Abfallprodukte und Kohlendioxid in die Venolen aufgenommen. Auf dem Weg zum Herzen zurück vereinen sich die kleinen Venen zu immer größer werdenden venösen Blutgefäßen, welche dann das darin enthaltende sauerstoffarme Blut über die obere und untere Hohlvene im rechten Vorhof zusammenführen.

2.6 Das vegetative Nervensystem im Herzen

Das vegetative Nervensystem wird unterteilt in die Nerven des Sympathikus, welche in den Vorhöfen und den Kammern des Herzens lokalisiert sind und die Nerven des Parasympathikus, welche hauptsächlich in den Vorhöfen des Herzens zu finden sind.

Abhängig von dem jeweiligen Neurotransmitter, welcher das Nervensystem innerviert, hat dies unterschiedliche Wirkungen:

- Inotropie: Wirkung auf die Herzkraft
- Chronotropie: Wirkung auf die Herzfrequenz
- Dromotropie: Wirkung auf die Erregungsleitung
- Bathmotropie: Wirkung auf die Herzerregbarkeit

Wird der Sympathikus im Herzen durch die Botenstoffe Adrenalin oder Noradrenalin innerviert, führt dies zur Erleichterung der Erregbarkeit, Beschleunigung der Erregungsleitung, Steigerung der Herzfrequenz, Erhöhung des Blutdruckes und der myokardialen Durchblutung. Wird das parasympathische Nervensystem im Herzen durch seinen Botenstoff Acetylcholin innerviert, führt dies zur Senkung der Herzfrequenz, des Blutdruckes und der myokardialen Durchblutung.

2.7 Das Reizleitungssystem

Das Myokard unterscheidet sich im Vergleich zur Skelettmuskulatur wie auch zur Organmuskulatur deutlich. Zum einen weist das Herz eine »Mischmuskulatur« auf, es beinhaltet also glatte wie auch quergestreifte Muskulatur, zum anderen ist es in seiner Funktion vom Nervensystem unabhängig.

Würde man ein schlagendes Herz aus dem Körper heraus transplantieren, es dabei aber ausreichend mit Sauerstoff und Nährstoffen versorgen, dann würde dieses Herz auch abgetrennt vom Nervensystem weiter schlagen.

Das Herz besitzt ein autonomes Erregungs- bzw. Schrittmacherzentrum, welches im rechten Vorhof auf Höhe der Einmündung der V. cava superior liegt. Dieses Schrittmacherzentrum, allgemein als Sinusknoten bezeichnet, gibt eine Frequenz von ca. 60–80 bpm vor.

Die Erregungswelle breitet sich dann über die Vorhöfe aus und wird im AV-Knoten zunächst gesammelt. Der AV-Knoten ist im »Koch-Dreieck« lokalisiert, welches sich an der Wand zwischen rechtem und linkem Vorhof und an der Grenze zu den Ventrikeln befindet.

Unter physiologischen Bedingungen sind die Vorhöfe und die Kammern elektrisch voneinander getrennt, so dass der AV-Knoten hier ein wichtiges Bindeglied im Herzreizleitungssystem darstellt. Weiterhin hat auch der AV-Knoten die Möglichkeit zur Eigenerregung. Fällt beispielsweise der Sinusknoten als Taktgeber aus, kann der AV-Knoten die Rolle des Taktgebers sofort »übernehmen«. Jedoch ist dieser Ersatzrhythmus durch den AV-Knoten etwas langsamer und weist eine Frequenz von ca. 40–50 bpm. auf

Leitet der AV-Knoten den Impuls weiter, führt dieser zunächst in das His'sche Bündel, welches normalerweise die einzige muskuläre Brücke zwischen dem Vorhof und der Kammer darstellt.

Nach dem His'schen Büdel wird die Erregung über den rechten und linken Tawara-Schenkel, welche zunächst entlang des Septums verlaufen, weiter geleitet und dann bis in die Purkinje-Fasern im gesamten Herzmuskel verteilt. Dabei erfolgt die Erregung des Kammermyokards von innen nach außen und von der Herzspitze (Apex) zur Herzbasis.

Auch das His'sche Bündel, die Tawara-Schenkel und die Purkinje-Fasern besitzen die Fähigkeit zur Eigenerregung, sodass diese im Falle eines Totalausfalles von Sinus- und AV-Knoten einen Minimalrhythmus von ca. 20–40 bpm. vorgeben können.

Zusammengefasst erfolgt die Herzreizleitung wie folgt:
Der Sinusknoten depolarisiert sich → Erregungsausbreitung über die Vorhöfe → Der AV-Knoten verzögert bzw. sammelt den Impuls → Erregungsweiterleitung über das His'sche Bündel zu den rechten und linken Tawara-Schenkeln → Weiterleitung in die Purkinje-Fasern.

2.7.1 Das Ruhe- und Aktionspotenzial am Herzen

Das Ruhe- und Aktionspotenzial ist die Grundlage für jede Aktivität des Körpers. Durch das Weiterleiten elektrischer Impulse werden beispielsweise Schmerzen im Gehirn wahrgenommen, Reflexe ausgelöst, usw.

Jede Zelle ist von einer Membran umgeben, an der eine geringe elektrische Spannung nachweisbar ist. Diese elektrische Spannung kommt dadurch zu Stande, dass intrazellulär und extrazellulär unterschiedlich geladene Ionen (hauptsächlich Kalium, Natrium, Kalzium und Magnesium) verteilt sind und diese stets versuchen, ein Konzentrationsgleichgewicht herzustellen. Dabei ist der Intrazellulär-Raum negativ und der Extrazellulär-Raum positiv geladen. Diese an der Membran nachweisbare elektrische Spannung wird als Ruhepotenzial (oder auch Membranpotenzial) bezeichnet und beträgt ca. -80 bis -90 mV.

2.7.2 Schrittmacherzellen in Aktion

Wie bereits im Kapitel »Das Reizleitungssystem« (▶ Kap. 2.7) beschrieben, sind die Schrittmacherzellen selbständig in der Lage sich zu entladen und dadurch einen elektrischen Impuls entlang der Reizleitungsbahn über das gesamte Herz abzugeben.

Hierbei gilt das »Alles oder nichts Prinzip«, was soviel bedeutet wie, dass ein bestimmter Schwellenwert überschritten werden muss, bevor die Zelle sich entlädt und den Impuls weiter leitet. Dies geschieht durch spezielle Ionenkanäle, den sogenannten HCN4-Kanälen (hyperpolarization-activated cyclic nucleotide-gated cation channel), die die Ionen in der Zelle austauschen, sodass sich insbesondere der Kalzium-, Natrium und Kalium-Gehalt massiv verändert. Durch diese Ionenverschiebung kommt es zum Spannungsverlust an der Zellmembran sowie zur vollständigen Entladung der Zelle. Dieser Vorgang wird auch Depolarisation genannt. Ähnlich wie beim Domino-Spiel werden nun die Zellen der Reizleitungsbahnen depolarisiert und es erfolgt im Anschluss daran eine Kontraktion des Myokards.

Nachdem die Zelle depolarisiert wurde, treten nun spezielle Natrium-Kalium-Pumpen in Aktion. Natrium wird aus der Zelle heraus und Kalium wieder in die Zelle hinein transportiert, sodass das ursprüngliche elektrische Spannungspotenzial wieder hergestellt wird. Dies geschieht in weniger als 1 ms und wird Repolarisation genannt.

2.7.3 Die Refraktärzeit und vulnerable Phase des Herzens

Unmittelbar nach der Kontraktion ist das Myokard für ungefähr 0,3 Sek. nicht mehr erregbar, auf einen weiteren elektrischen Impuls reagiert der Muskel also nicht. Das Herz ist in dieser kurzen Zeit refraktär (unempfänglich), weshalb man hier von der Refraktärzeit spricht.

Kurz vor Ende der Refraktärzeit kommt es zur vulnerablen Phase. In dieser vulnerablen (= »verletzlichen«) Phase sind die Zellen des Herzens noch nicht alle vollständig repolarisiert, sodass jetzt pathologische elektrische Impulse massive Herzrhythmusstörungen, bis hin zum Kammerflimmern, auslösen können. Im EKG würde man diese Herzrhythmusstörung »R-auf-T-Phänomen« nennen, da diese pathologischen elektrischen Impulse in die aufsteigende T-Welle einfallen (siehe auch »R-auf-T-Phänomen« im Kapitel »Begriffserklärungen/Wörterbuch«; ▶ Kap. 9).

2.8 Der Herzzyklus

Der Herzzyklus ist die ständige Wiederholung von Systole und Diastole der Herzkammern (Ventrikel), also der Kontraktions- und Austreibungsphase (Systole) sowie der Erschlaffungs- und Füllungsphase.

Die Pumpfunktion des Herzens wird durch das Zusammenspiel des Myokards und der Herzklappen ermöglicht. Hierbei bestimmen die Herzklappen die Flussrichtung des Blutes im Herzen. Das Öffnen und Schließen der Klappen wird von den jeweiligen Druckverhältnissen beidseits der Klappen geregelt.

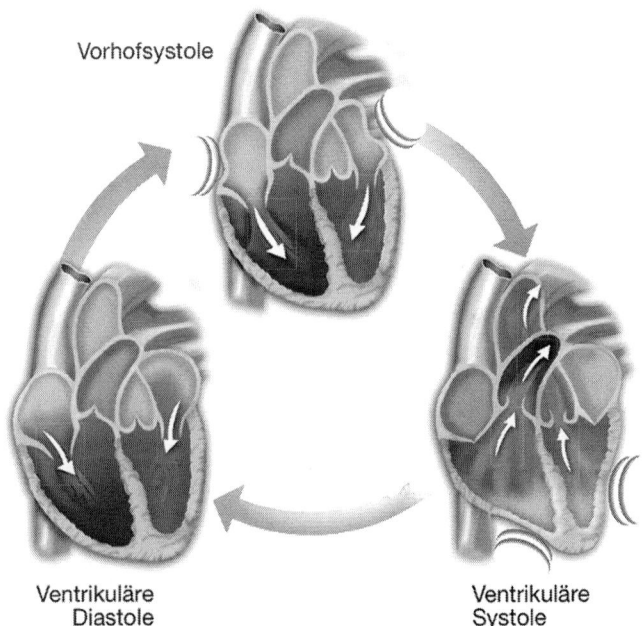

Abb. 4: Der Herzzyklus, mit freundlicher Genehmigung der SERVIER Deutschland GmbH

2.8.1 Kammersystole

Während der Kammersystole sind die Segelklappen geschlossen, der Druck in den Kammern steigt. Sobald die Taschenklappen sich öffnen wird das Blut in die Arterien (Aorta und A. pulmonalis) ausgeworfen. Sobald der arterielle Druck den Ventrikeldruck übersteigt, schließen sich die Taschenklappen wieder, sodass das ausgeworfene Blut nicht zurück in die Ventrikel strömen kann. Während der Kammersystole werden gleichzeitig auch die Vorhöfe mit Blut gefüllt.

2.8.2 Kammerdiastole

Da der Herzzyklus eine permanente Wiederholung von Systole und Diastole ist, folgt der Kammersystole unweigerlich die Kammerdiastole. Das Blutvolumen in den Vorhöfen steigt somit auch der intraatriale Druck, die Segelklappen öffnen sich und die Ventrikel werden mit Blut gefüllt.

2.8.3 Vorhofsystole

Die Füllung der Ventrikel erfolgt zunächst passiv, denn erst in der letzten Phase wird sie durch eine Kontraktion der Vorhöfe unterstützt.

> Dies ist auch der Grund, weshalb bei einer Vorhofasystolie oder Vorhofflimmern/-flattern das Herz immer noch ausreichend Blut in den großen und kleinen Kreislauf auswerfen kann.

Sobald der ventrikuläre Druck dem der Atrien übersteigt, schließen die Segelklappen wieder so, dass sich der Herzzyklus in der Kammersystole fortsetzt.

3 EKG

Die kontinuierliche, lückenlose EKG-Überwachung ist ein zentraler Bestandteil der Versorgung vital gefährdeter Patienten.

Es spiegelt die elektrische Aktivität des Myokards und somit auch entsprechende Veränderungen, welche beispielsweise im Rahmen einer Intoxikation, eines Sauerstoffmangels oder eines Infarktes auftreten können wider. Diese Veränderungen geben Hinweise auf mögliche Toxine, medikamentöse Überdosierungen, die Lokalisation und das Ausmaß des Infarktes und mögliche bzw. zu erwartende Komplikationen.

Darum wird Innerhalb der Überwachungsabteilungen das EKG nicht nur zum Beweis oder Ausschluss eines Myokardinfarktes genutzt. Rhythmusstörungen jeglicher Art müssen erkannt, zugeordnet und dann die entsprechende Therapie eingeleitet werden.

Aus diesem Grund ist es unerlässlich, dass nicht nur Ärzte, sondern jeder, der mit der Betreuung von vital gefährdeten Patienten zu tun hat, mit den Grundlagen der EKG-Interpretation vertraut ist.

3.1 Grundlagen

3.1.1 Die Zacken und Wellen im EKG

Der Kurvenverlauf im regulären EKG besteht aus Zacken und Wellen, welche es zu verstehen gilt. Die einzelnen Zacken und Wellen wurden mit »P«, »Q«, »R«, »S« und »T« benannt, wobei »Q«, »R«

und »S« auch als Einheit betrachtet werden und dann als »QRS-Komplex« benannt sind (▶ Abb. 5).

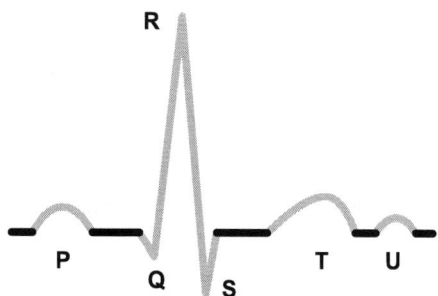

Abb. 5: QRST

Die in der Abbildung dargestellte »U-Welle« ist nicht zur Verwirrung, sondern nur als Ergänzung gedacht. Die U-Welle ist ein physiologischer, aber nicht immer auftretender Kurvenabschnitt im EKG. Als »Ursache« für das Auftreten der U-Welle werden unterschiedliche Möglichkeiten »gehandelt«, wobei zwei davon am wahrscheinlichsten sind:

1. Eine Art »Nachdepolarisation« der Ventrikel.
2. Eine verspätete Repolarisation der Purkinje-Fasern.

Um die einzelnen »Wellen« und »Zacken« des EKGs anatomisch richtig einzuordnen, muss zunächst das Reizleitungssystem verstanden und anatomisch zugeordnet werden können.

3.1.2 Das physiologische Reizleitungssystem im Herzen

Die physiologische Reizleitung im Herzen erfolgt immer in der gleichen Reihenfolge, die dann im EKG folglich auch immer gleich aussieht:

1. Der Sinusknoten depolarisiert sich: kein Ausschlag
2. Erregungsausbreitung über die Vorhöfe: P-Welle
3. Der AV-Knoten verzögert den Impuls: PQ-Strecke
4. Depolarisation von His-Bündel, Tawaraschenkel und Purkinje-Fasern: QRS-Komplex
5. Erregungspause: ST-Strecke
6. Repolarisation der Ventrikel: T-Welle

Die einzelnen »Abschnitte« innerhalb der Reizleitung wurden passend zu den »Wellen und Zacken« im EKG benannt und zeitlich eingeteilt, sodass, im Falle einer Abweichung, Störungen sofort erkannt und entsprechend zugeordnet werden können:

Tab. 1: Zeiteinheiten der Reizleitung

Abschnitt der Reizleitung	Physiologische Zeitspanne
P-Welle	< 100 msec.
PQ-Strecke*	< 100 msec.
PQ-Intervall	120–200 msec.
QRS-Komplex	< 100 msec.
QT-Intervall	ca. 320–390 msec.

* die PQ-Strecke ist der Abschnitt ab Ende »P« bis Anfang »Q«, während sich das PQ-Intervall von Anfang »P« bis zum Anfang von »Q« hinstreckt

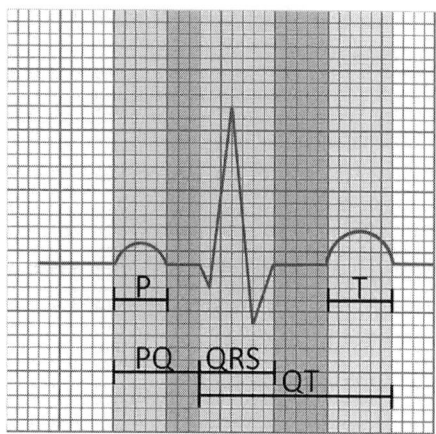

Abb. 6: PQRST-Strecken

Die Q-Zacke ist im realen EKG oftmals nicht oder nur als sehr kleine Zacke zu identifizieren. Ist sie nicht erkennbar, gilt als Beginn des QRS-Komplexes der Punkt, an dem sich die PQ-Strecke nach oben (Richtung »R«) erhebt.

3.1.3 Die Null- oder Referenzlinie

Die PQ-Strecke verläuft i. d. R. geradlinig, die Linie kann imaginär oder mit einem Bleistift über das ausgedruckte EKG gezogen werden. Mit dieser Technik lassen sich Hebungen oder Senkungen der einzelnen Wellen und Zacken leichter und schneller identifizieren. Dies ist insbesondere bei der Infarktdiagnostik ein sehr wichtiges Hilfsmittel.

In der senkrechten Linie entspricht 1 mm = 0,1 mV und folglich 10 mm 1,0 mVolt.

3.1.4 Berechnung der Herzfrequenz

Das Papier auf dem ein EKG ausgedruckt wird, ist ein spezielles Millimeter-Papier, auf dem alle 5 mm (in der Senkrechten wie auch in der Horizontalen) eine etwas fetter gedruckte Linie erscheint, die auch als »Kästchen« zu erkennen sind. Dies bedeutet, dass in der Horizontallinie, bei einer Standard-Schreibgeschwindigkeit von 50 mm/sec. der Zeitabstand zwischen den beiden fetten Linien 0,1 sec. und der Abstand zwischen den dazwischen liegenden dünnen (oder gestrichelten) Linien jeweils 0,02 sec. beträgt. Oder anders ausgedrückt: Jedes Kästchen entspricht 0,1 sec.

Zur HF-Berechnung haben sich zwei Methoden bewährt:

1. Man wählt einen QRS-Komplex aus, der möglichst nah an einer der fetten Linien ist. Dann werden die fetten Linien bis zur 5- oder 10-Sekunden-Marke abgemessen. Nun zählt man alle QRS-Komplexe, die in diesem Zeitfenster erscheinen und multipliziert diese mit 12 (bzw. mit 6, sofern zuvor die 10 Sekunden abgemessen wurden).
2. Eine Minute entspricht 600 dieser »fetten Kästchen«. Man wählt 2 beliebige QRS-Komplexe aus und zählt hier die Anzahl der Kästchen zwischen den beiden QRS-Komplexen. Diese Anzahl wird dann durch 600 (fette Kästchen pro Minute) dividiert. Das Ergebnis entspricht der HF pro Minute.

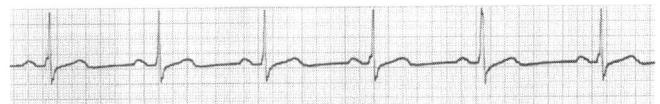

Abb. 7: Sinusrhythmus 1

Im Vorliegenden Beispiel hätte der Patient eine HF von 75 bpm.

Liegt Ihnen ein EKG-Streifen zur Frequenzberechnung vor, der mit 25 mm/sec. geschrieben wurde, müssen Sie Ihre Rechnung entsprechend modifizieren. Da sich hier die einzelnen QRS-Komplexe dichter aufeinander befinden, ist die Frequenzberechnung der o. g. zweiten Methode die einfachere. Bedenken Sie aber, dass jetzt 5 Kästchen einer Sekunde und ein Kästchen 0,2 Sekunden entsprechen.

Das Bedeutet, dass bei einer Schreibgeschwindigkeit von 25 mm/sec. jetzt 300 Kästchen einer Minute entsprechen.
Zählen Sie also die Kästchen zwischen zwei aufeinander folgenden QRS-Komplexen und dividieren dann 300 durch die Anzahl der Kästchen. Das Ergebnis entspricht dann der HF pro Minute.

> Die Berechnung der HF pro Minute ermöglicht auch bei leichten Arrhythmien die Abschätzung der tatsächlichen Herzfrequenz. Jedoch muss jedem bewusst sein, dass diese Rechenmethoden insbesondere bei höhergradigen Arrhythmien oder beim Bradykardie-Tachykardie-Syndrom an ihre Grenzen stoßen und nicht oder nur bedingt aussagekräftig sind.

3.2 Vorbereiten des Patienten zur EKG-Überwachung

Bevor Sie die EKG-Klebeelektroden am Patienten aufkleben, informieren Sie ihn über die nachfolgenden Handlungsschritte. Bedenken Sie, der Patient ist nicht grundlos auf Ihre Station verlegt bzw. eingewiesen worden. Möglicherweise hat der Patient Atemnot, Schmerzen, Todesangst.

Klären Sie ihn darüber auf, dass Sie ihn jetzt entkleiden werden, um die EKG-Elektroden auf dem Oberkörper anzubringen. Erklären Sie, dass er dadurch kontinuierlich überwacht wird, Sie somit alle bedrohlichen Ereignisse sofort bemerken und entsprechend handeln können.

3.2.1 Vorbereitung der Haut für die EKG-Überwachung

Damit eine möglichst störungsfreie EKG-Überwachung erfolgen kann, ist es wichtig, dass ein guter Elektroden-Haut-Kontakt hergestellt ist. Nur so ist ein störungsfreies, aussagekräftiges Monitor-EKG zu erlangen. Gehen Sie dabei wie folgt vor:

1. Wählen Sie die Applikationsstellen so aus, dass möglichst wenige Störsignale durch Bewegungen des Patienten entstehen.
2. Beachten Sie dabei, dass die Elektroden nicht auf gerötete, entzündete oder gar verletzte Hautareale aufgeklebt werden.
3. Rasieren Sie störende Haare bei Bedarf ab.
4. Ggf. muss die Haut zunächst mit Wasser und Seife gereinigt werden. Dabei dürfen dann keine Seifenreste hinterlassen werden.
5. Trocknen Sie die Haut sorgfältig ab.
6. Verwenden Sie zur Hautreinigung KEINEN Alkohol. Dieser trocknet die Haut aus und erhöht dadurch den Hautwiderstand.

3.2.2 Anschließen der EKG-Überwachungskabel

1. Stellen Sie sicher, dass der Überwachungsmonitor mit dem EKG-Stammkabel und das Stammkabel mit dem Patientenkabel verbunden ist.
2. Klippen oder drücken Sie die Kontakte der Klebeelektroden mit den EKG-Ableitungskabel zusammen.
3. Kleben Sie nun die Klebeelektroden entsprechend Ihrem gewünschten bzw. vorhandenen Ableitungssystem an den entsprechenden Stellen an.

3.3 Auswahl der primären und sekundären EKG-Ableitung

Je nach Anforderungsprofil der einzelnen Überwachungsbereiche/-stationen können sich die voreingestellten primären und sekundären Monitorableitungen unterscheiden. Darum kann man keine allgemeingültige Voreinstellung nennen. Weiterhin sind auch die Möglichkeiten der einzelnen Monitorsysteme ganz unterschiedlich, sodass schon aus technischer Sicht nicht jede Voreinstellung realisierbar ist.

> In den meisten Überwachungs-Einheiten haben sich die Extremitäten-Ableitungen II und III als Standardableitungen etabliert. Bei Monitoren, die eine 5-Kanal-EKG-Ableitung anbieten können, hat sich die Ableitung II und V bewährt.
>
> Ableitung II: Hat primär den Blick auf die physiologische Erregungsausbreitung des Herzens, also von rechts oben nach links unten. Weiterhin steht hier auch die inferiore Seite des Herzens im Blickfeld.
> Ableitung III: Hat primär den Blick auf die inferiore Seite des Herzens, sodass insbesondere in Kombination mit Ableitung II eine sehr gute Aussagekraft über einen möglichen inferioren Herzinfarkt entsteht.
> Ableitung V: Die Ableitung V ist eine einzelne Brustwandableitung, welche ihren Blick – je nach Platzierung – auf die Vorder- oder Seitenwand des Herzens wirft.

3.3.1 Monitore mit 3-EKG-Überwachungskabel

Monitore mit 3-EKG-Überwachungskabel finden sich hauptsächlich in der Anästhesie oder in Eingriffsräumen wieder.

In der Regel wird hier die Ableitung II als primäre EKG-Ableitung gewählt. Die Begründung liegt darin, dass, stark vereinfacht ausgedrückt, der Stromfluss im Herzen von rechts oben nach links unten verläuft. Somit also genau in der Ausrichtung von Ableitung II.
Veränderungen in der Reizleitung aber auch ventrikuläre Extrasystolen werden hier am leichtesten erkannt.

3.3.2 Monitore mit 4-EKG-Überwachungskabel

Monitore mit 4-EKG-Überwachungskabel finden sich beispielsweise in vielen Rettungswagen und Zentralen Notaufnahmen wieder.

Auch hier wird In der Regel die Ableitung II als primäre EKG-Ableitung gewählt.

Welche Ableitung als die Sekundäre gewählt wird, hängt hier stark vom Einsatzgebiet des Monitors ab.

In einer Rhythmusstation, einer (Zentralen) Notaufnahme oder im Rettungsdienst wird am ehesten die Ableitung III gewählt, da dadurch ein inferiorer Infarkt identifiziert werden kann.

Die Ableitungen aVR, aVL und aVF, welche Dank der 4. Ableitung optional aufgerufen werden können, finden Ihre Anwendung eher im spontanen Aufruf, weniger als kontinuierliche Überwachungsoption.

3.3.3 Monitore mit 5-EKG-Überwachungskabel

Monitore mit 5-EKG-Überwachungskabel finden sich beispielsweise in Intensivstationen, kardiologischen IMC-Stationen und Chest Pain Units wieder.

Auch hier wird In der Regel die Ableitung II als primäre EKG-Ableitung gewählt.

Als sekundäre EKG-Ableitung wird normalerweise eine Brustwandableitung eingestellt. Welche es hier letztendlich sein soll, ist mehr oder weniger »Geschmackssache«, wobei sich aber die Ableitungen V4 und V6 am stärksten durchsetzen.

3.3.4 Monitore mit dem EASI-Ableitungssystem

Monitore mit dem EASI-Ableitungssystem sind schwerpunktmäßig in Chest Pain Units aber auch in kardiologischen Intensiv- und IMC-Stationen im Einsatz.

Das EASI-Ableitungssystem ermöglicht mit lediglich 5 EKG-Ableitungskabel, aber einer speziellen Ableitungstechnik, die gleichzeitige und permanente »12-Kanal-EKG-Überwachung«. Das heißt, dass sich auf dem Überwachungsmonitor nicht nur eine primäre und eine sekundäre EKG-Ableitung darstellen lässt, sondern dass die 12-EKG-Standard-Ableitungen gleichzeitig und gleichwertig dargestellt sind, ohne dass dem Patienten zusätzliche Brustwandelektroden aufgeklebt werden müssen.

3.4 EKG-Ableitungen

Die EKG-Ableitungen sind vergleichbar mit verschiedenen Blickwinkeln, aus denen das Herz (eigentlich die elektrische Aktivität des Herzens) betrachtet wird.

> Stellen Sie sich beispielsweise einen PKW vor, dessen Beifahrertür völlig verbeult ist. (Im übertragenen Sinn ist diese verbeulte Tür ein Myokardinfarkt.) Nun stellen Sie drei, vier, fünf oder

> 12 Personen (= »Ableitungen«) um das Fahrzeug. Jede dieser Personen wird Ihnen nun beschreiben, was sie sieht. Manche Personen werden ein normales, unbeschädigtes Fahrzeug beschreiben, andere können den Schaden erahnen, während diejenigen, die direkten Blickkontakt auf die defekte Tür haben Ihnen den Schaden sehr präzise beschreiben können.
>
> Genauso verhält es sich auch mit den einzelnen EKG-Ableitungen. In manchen ist der Myokardinfarkt eindeutig sichtbar, in anderen stellt sich ein »normales« Herz dar.

Wie bereits erwähnt, werden bei der Monitorüberwachung i. d. R. drei, vier oder fünf Ableitungskabel an den Patienten angeschlossen, während in der Routine-Diagnostik zehn Kabel für insgesamt sechs Extremitäten- und sechs Brustwandableitungen eingesetzt werden. Die Extremitätenableitungen nach Einthoven werden auch »Bipolare Ableitungen« genannt, da diese stets eine (+)- und eine (-)-geladene Elektrode benötigen. Die Ableitungen nach Goldberger und Wilson sind »unipolare Elektroden«. Diese benötigen keine (-)-geladene Elektrode.

> Bewegt sich der elektrische Impuls im Herzen auf eine (+)-Elektrode zu, sind die Ausschläge »positiv«, also nach oben gerichtet. Bewegt sich der elektrische Impuls von der (+)-Elektrode weg, erscheint im EKG eine nach unten gerichtete, »negative« Zacke oder Welle.

Unabhängig davon, ob es sich um eine Monitorüberwachung oder um ein diagnostisches EKG handelt, müssen die einzelnen EKG-Elektroden an bestimmten, fest vorgeschriebenen Stellen angebracht werden. Um dies zu erleichtern sind die Leitungen farblich und numerisch gekennzeichnet. Dadurch ist gewährleistet, dass unabhängig davon, wer das EKG wann schreibt, es immer mit den Vor-EKGs vergleichbar ist und die einzelnen Ableitungen auch tatsächlich am korrekten Punkt angebracht sind.

3.4.1 Die Ableitungen zur EKG-Diagnostik

Die Positionen der einzelnen Ableitungen wurden jeweils nach ihren Entdeckern Einthoven, Goldberger, Wilson und Nehb benannt.

Extremitäten-Ableitungen nach Einthoven (bipolar)

Tab. 2: Einthoven-Ableitungen

Ableitung	»Flussrichtung des elektr. Impulses«	Positionsbeschreibung der Elektroden
I (rot)	re Arm → li Arm	rote Elektrode rechter Arm
II (gelb)	re Arm → li Bein	gelbe Elektrode linker Arm
III (grün)	li Arm → li Bein	grüne Elektrode linkes Bein
		schwarze Elektrode rechtes Bein (Erde)

Goldberger (unipolare) Ableitungen

Die Goldberger-Ableitungen sind, um im zuvor genannten Beispiel mit den PKW-Betrachtern zu bleiben, vergleichbar mit Personen, die eine große, starke Lupe zur Ansicht des PKW haben.

Tab. 3: Goldberger-Ableitungen

Ableitung	Position
aVR	rechter Arm
aVL	linker Arm
aVF	linkes Bein

a = augmented, V = Voltage

Nehb-Ableitung

Die Nehb-Ableitung ist eine von Dr. Wolfgang Nehb 1938 eingeführte, bipolare Ableitung. Aufgrund ihrer Lokalisation der EKG-Elektroden wird sie auch das »kleine Herzdreieck« genannt.
Die Ableitungsbezeichnungen D, A und I stehen dabei für den jeweils abgebildeten Bereich des Herzens.

Tab. 4: Nehb-Ableitung a

Bezeichnung der Elektrode	Farbe	Positionierung
Nehb D(orsal)	rote Elektrode	auf 2. Rippe rechts parasternal
Nehb A(anterior)	gelbe Elektrode	hintere Axillarlinie auf Höhe der Herzspitze
Nehb I(nferior)	grüne Elektrode	Herzspitze

Tab. 5: Nehb-Ableitung b

Ableitung	Elektrodenposition	Herzregion
Ableitung D	Sternalansatz der 2. Rippe, rechts/5. ICR, hintere linke Axillarlinie	dorsale Anteile des linken Ventrikels
Ableitung A	5. ICR, hintere linke Axillarlinie/linke Medioklavikularlinie	Vorderwand des linken Ventrikels
Ableitung I	Sternalansatz der 2. Rippe, rechts/5. ICR, linke Medioklavikularlinie	inferiore (diaphragmale) Herzanteile

Auf dem EKG-Ausschrieb müssen die Ableitungen I, II, und III dann entsprechend der Nehb-Betitelung handschriftlich geändert werden. Dabei entsprechen die Vektoren des Nehb-Dreiecks denen des Einthoven-Dreieckes:

Tab. 6: Nehb- und Einthoven-Dreieck

Nehb	Einthoven
D	I
A	II
I	III

Die Nehb-Ableitung gilt heute fast schon als »museumsreif« und wird – wenn überhaupt – fast ausschließlich nur noch in Deutschland verwendet. Als Dr. Wolfgang Nehb diese Form der EKG-Ableitungen veröffentlichte, waren die unipolaren Brustwandableitungen noch gänzlich unbekannt, sodass das Nehb-Dreieck einen hervorragenden »Rundumblick« über die elektrische Herzaktivität gegeben hat. Mit Einführung der unipolaren Brustwandableitungen, welche einen wesentlich präziseren »Blick« auf die elektrische Herzaktivität bieten, rückte die Nehb-Ableitung mehr und mehr in den Hintergrund. Denn dank der Brustwandableitungen lassen sich nun auch Aussagen über eine Rechtsherz- und Linksherzbelastung, Hypertrophy, Infarktlokalisation, usw. machen.

Auch wenn sie heute nicht mehr routinemäßig eingesetzt wird, ist es gut sie zu kennen – denn ein 3-Kanal-EKG Monitor reicht völlig aus, um sich mit Hilfe der Nehb-Ableitungen einen schnellen und unkomplizierten Blick über das Herz zu machen. Zumal nicht in allen Kliniken oder Abteilungen ein 12-Kanal-EKG sofort und rund um die Uhr verfügbar ist und dann ist es außerordentlich Hilfreich, wenn man weiß, wie diese Art der EKG-Ableitung angelegt wird.

3.4.2 Die Ableitungen am Monitor-Überwachungs-EKG

Um die Ableitung korrekt anzubringen müssten die Elektroden an den Armen und Beinen des Patienten angebracht werden. Da dies für die Patienten der Monitor-Überwachung äußerst unpraktikabel ist, kann man auch eine »vereinfachte« Form der Ableitungstechnik wählen. Je nachdem ob der Überwachungsmonitor 3, 4 oder 5

Ableitungen (▶ Abb. 8; ▶ Abb. 9; ▶ Abb. 10) ableitet, werden die Elektroden wie folgt aufgeklebt:

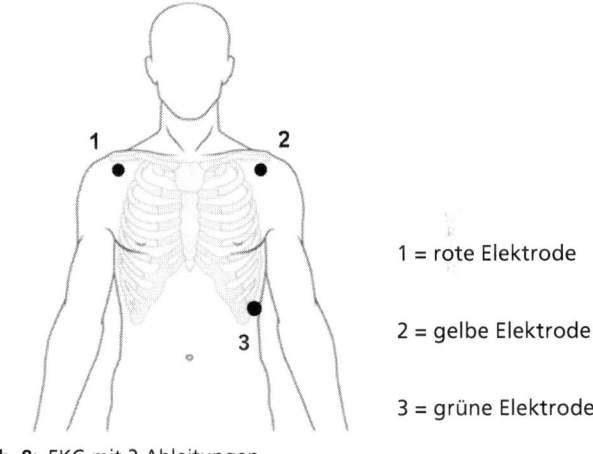

1 = rote Elektrode

2 = gelbe Elektrode

3 = grüne Elektrode

Abb. 8: EKG mit 3 Ableitungen

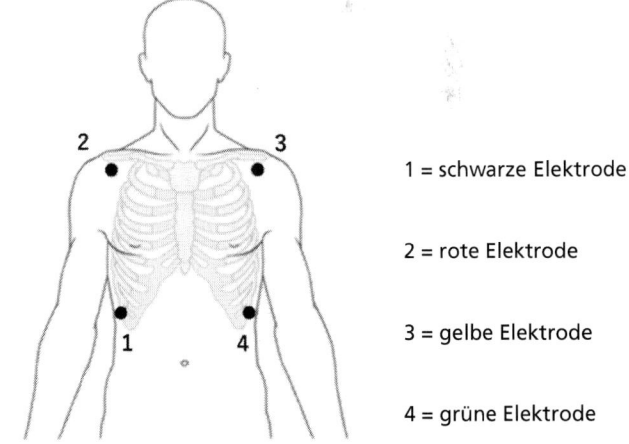

1 = schwarze Elektrode

2 = rote Elektrode

3 = gelbe Elektrode

4 = grüne Elektrode

Abb. 9: EKG mit 4 Ableitungen

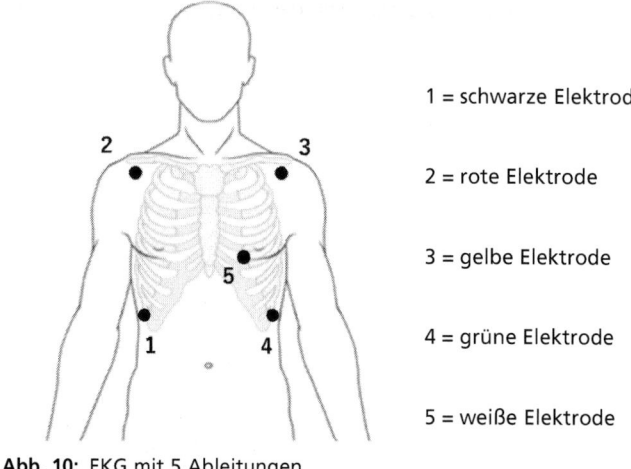

Abb. 10: EKG mit 5 Ableitungen

3.4.3 Die EASI-Ableitung

Die EASI-Ableitung ist eine neu entwickelte EKG-Ableitungstechnik, mit der ein 12-Kanal-EKG des Patienten am Monitor abgeleitet werden kann. Derzeit findet diese Methode der EKG-Überwachung in nur sehr wenigen, hochmodernen Chest Pain Units und kardiologischen Intensivstationen seine Anwendung.

Beim EASI-EKG handelt es sich um ein berechnetes und nicht herkömmlich abgeleitetes EKG. Dabei werden lediglich die fünf Standard-EKG-Kabel benötigt, welche aber nicht wie üblich, sondern auf eine spezielle Art auf dem Thorax des Patienten aufgeklebt werden.

Anhand dieser speziellen Ableitungsmethode kann der moderne EKG-Monitor das vollständige 12-Kanal-EKG berechnen. Der große Vorteil dieser Ableitungsmethode ist, dass am Patienten mit nur sehr wenig Aufwand (5 Kabel gegenüber 10 Kabel in der herkömmlichen Methode) ein kontinuierliches 12-Kanal-EKG abgeleitet werden kann, dass die Positionierung der EKG-Elektroden an den entsprechenden Anlagepunkten wesentlich schneller und einfacher erfolgt und dass diese Form der EKG-Ableitung wesentlich toleranter gegenüber Positionierungsfehlern ist als die herkömmliche 12-Kanal-Ableitungstechnik.

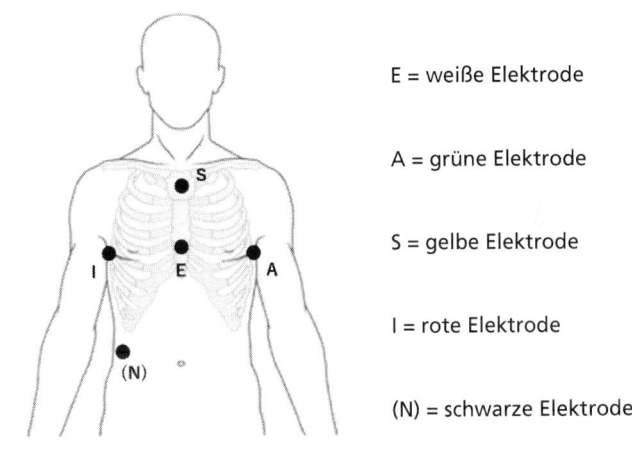

E = weiße Elektrode

A = grüne Elektrode

S = gelbe Elektrode

I = rote Elektrode

(N) = schwarze Elektrode

Abb. 11: EASI-Ableitung

Da es sich bei dem EASI-EKG um ein »berechnetes« EKG handelt, darf es nicht zur eigentlichen Diagnostik mit nachfolgender Therapie eingesetzt werden. Dennoch ist es aber eine hervorragende Möglichkeit, mit wenig Aufwand ein vollständiges EKG des Patienten am Monitor darzustellen.

4 Die unterschiedlichen Rhythmen im EKG

Während die exakte EKG-Befundung zumeist in aller Ruhe erfolgen kann, muss die Rhythmusanalyse insbesondere im Notfall schnell und sicher erfolgen. Zur Befundung, wie auch zur schnellen Rhythmusanalyse, werden z. T. die gleichen Fragen an das EKG gestellt, jedoch müssen diese zur Befundung deutlich exakter bearbeitet werden.

Während die offizielle Befundung des EKGs ausschließlich vom zuständigen Arzt erfolgt, sollten auch die Pflegekräfte der Monitor-Stationen die (Notfall-)Rhythmusanalyse des Monitor-EKGs beherrschen. Denn die Pflegekraft und nicht der Arzt sieht das EKG zuerst. Sodass also auch entsprechende Veränderungen zuerst von der Pflegekraft wahrgenommen werden und dann entsprechende Maßnahmen frühzeitig eingeleitet werden können.

4.1 Die Rhythmusanalyse

Da die Rhythmusanalyse nicht zu viel Zeit in Anspruch nehmen sollte, wurden verschiedene Schemata entwickelt, um den Rhythmus stets gleich, sicher und schnell zu interpretieren. Zur Rhythmusanalyse sind folgende Fragen anhand des jeweiligen EKGs zu beantworten:

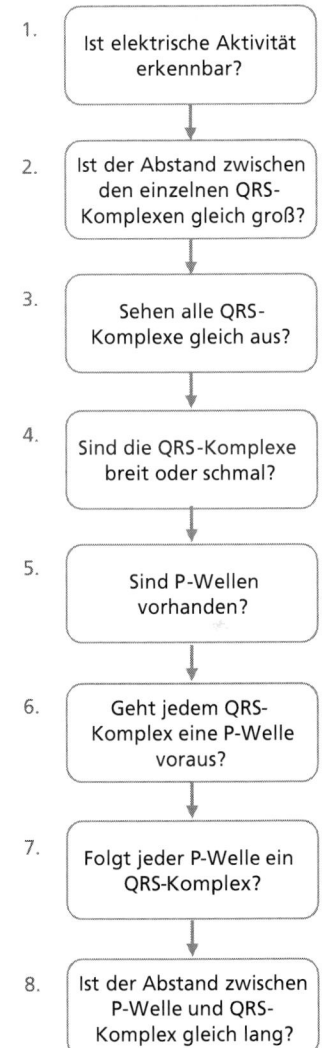

Abb. 12: Rhythmusanalyse

4.2 Der Sinusrhythmus

Liegt ein »normaler« Sinusrhythmus vor (▶ Abb. 13), so arbeitet der Sinusknoten als physiologischer Schrittmacher. Die Reizleitung ist ungestört, d. h., jeder P-Welle folgt ein QRS-Komplex und jedem QRS-Komplex geht eine P-Welle voraus. Die Frequenz liegt zwischen 60–100 bpm.

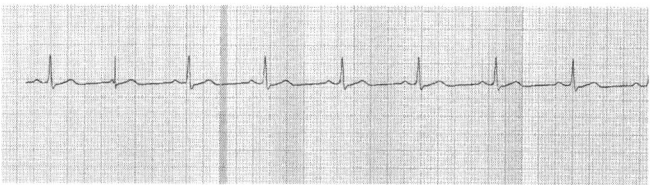

Abb. 13: Sinusrhythmus (2)

4.3 Herzrhythmusstörungen

Unter dem Begriff »Herzrhythmusstörungen« (Arrhythmien) versteht man eine vom normalen Rhythmus abweichende Abfolge des Herzschlags. Diese kann dabei

- zu schnell,
- zu langsam,
- unregelmäßig,
- ungleichmäßig

sein. Je nach Schweregrad und Häufigkeit der Rhythmusstörung nehmen Betroffene dies manchmal als Herzstolpern, -rasen oder als unangenehme Pausen des Herzschlags wahr.

Weiterhin werden Symptome wie

- innere Unruhe,
- Angst,
- Atemnot,
- pektanginöse Beschwerden,
- Schwindel,
- Synkope/Bewusstlosigkeit

beschrieben. Leichte oder seltene Herzrhythmusstörungen werden oftmals gar nicht wahrgenommen.

4.3.1 Ursachen der Herzrhythmusstörungen

Herzrhythmusstörungen können zahlreiche und völlig unterschiedliche Ursachen haben. Nahezu aus allen Bereichen der Medizin können auslösende Faktoren gefunden werden, welche hier nur zur groben Übersicht, stichwortartig aufgeführt werden. Dabei ist aber zu beachten, dass nicht jede nachfolgend genannte Erkrankung für eine Überwachungseinheit aufnahmerelevant ist, jedoch soll verdeutlicht werden, dass es bei zahlreichen Erkrankungen zum Teil zu schwerwiegenden Herzrhythmusstörungen kommen kann:

Kardiale Ursachen

- KHK
- Myokardinfarkt
- Herzinsuffiziens
- Rechts- oder Linksschenkelblock
- Klappendefekte
- Sick-Sinus-Syndrome
- aberrierende (abnorm Verlaufende) Leitungen
- Endokarditis
- Myokarditis
- Kardiomyopathie
- Perikarderguss
- Amyloidose (Eiweißablagerungen im Myokard)

- Hämochromatose (Eisenablagerungen im Myokard)
- Morbus Wilson (Kupferablagerungen im Myokard)

Sonstige internistische Ursachen

- Sepsis
- Fieber
- Versch. Infektionskrankheiten
- Anämie
- Sämtliche Schockformen
- Lungenembolie
- Elektrolytentgleisungen
- Hyper-/Hypothyreose
- Nebennierenrindeninsuffizienz
- Karotissinussyndrom
- Phäochromozytom
- Tumorerkrankungen
- Autoimmunerkrankungen
- Leukämie

Akute und chronische Intoxikationen

- Digitalis
- Atropin
- Theophyllin
- Betablocker
- Antiarrhythmika
- Kokain
- Speed
- Ecstasy
- Amphetamin
- Methamphetamin
- Ephedrin
- Koffein
- Nikotin
- Chronischer Alkoholabusus

Chirurgische Ursachen

- SHT
- Contusio spinalis
- Contusio cordis
- Spannungspneumothorax
- Akutes Abdomen
- Volumenmangelschock

Physikalische Ursachen

- Hitzebelastung
- Kältebelastung
- Strahlenschäden
- Stromunfälle

Neurologische Ursachen

- Meningitis
- Enzephalitis
- Subarachnoidalblutung
- Hirnmassenblutung
- Hirnödem
- Epileptische Anfälle
- Apoplektischer Insult
- Zerebrale Tumore

Psychologische Ursachen

- Angst
- Nervosität
- Stress

4.4 Formen der Herzrhythmusstörungen

4.4.1 Sinusbradykardie

Die Sinusbradykardie tritt auf, wenn sich der Sinusknoten weniger als 60 bpm depolarisiert. Dies kann physiologische wie auch pathologische Ursachen haben. Trainierte Sportler können beispielsweise Herzfrequenzen von deutlich unter 60 bpm. haben, ohne therapiebedürftig zu sein. Überdosierungen von Beta-Blockern oder sonstigen Antiarrhythmika können ebenfalls zu Sinusbradykardien führen, welche u. U. therapiert werden müssen.

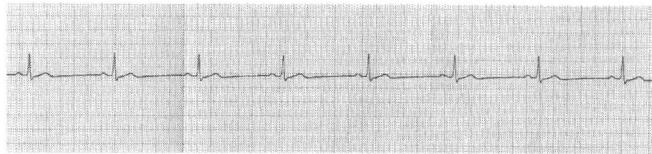

Abb. 14: Sinusbradykardie

4.4.2 Sinustachykardie

Die Sinustachykardie tritt auf, wenn sich der Sinusknoten mehr als 100 bpm depolarisiert. Gründe hierfür sind beispielsweise psychische Belastungssituationen wie z. B. Dauerstress, Angstgefühl, aber auch körperliche Belastung sowie Volumenmangel im Gefäßsystem.

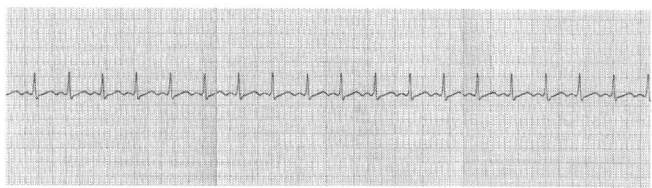

Abb. 15: Sinustachykardie

(Pharmakologische) Akuttherapie

- ggf. Volumengabe (bei akutem Volumenmangel)
- 50–100 ml Eiswasser trinken lassen
- Patient zum Pressen auffordern oder aus einer 10 ml Spritze den Stempel heraus blasen lassen
- Adrekar® 6–12 mg (schnell) i. v.

4.4.3 Vorhofflattern

Vorhofflattern tritt auf, wenn sich ein abnormer Erregungsherd, meist im rechten Vorhof, mit einer Frequenz von bis zu 350 bpm depolarisiert. Da es sich immer um den gleichen Erregungsherd handelt, sehen alle P-Wellen (hier eigentlich »Flatterwellen«) identisch aus. Aufgrund der hohen Vorhoffrequenz ergibt sich im EKG, insbesondere in den Ableitungen II, III und aVF das typische »sägezahnartige« Bild.

Die Erregung der Ventrikel erfolgt dann wiederum regelrecht, weshalb die QRS-Komplexe schmal, aber durch die »Bremse« des AV-Knotens unregelmäßig kommen.

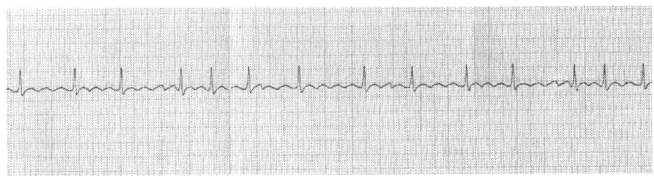

Abb. 16: Vorhofflattern

Pharmakologische Akuttherapie

- Lopresor® 5–10 mg (langsam!) i. v. (nicht bei Patienten mit COPD)
- Isoptin® 5–10 mg i. v.

Alternativ oder ergänzend kann die pharmakologische Therapie auch mit Procoralan® 1–2 mg/kg KG/i. v.; Tambocor® 1–2 mg/kg KG/i. v oder Amiodaron® 150–300 mg i. v. gestaltet werden.

Elektrische Therapie

- Kardioversion
  Die Kardioversion ist eine bewährte und schnelle Therapieoption bei Vorhofflattern, jedoch selten von dauerhafter Wirkung, d. h., die betroffenen Patienten stellen sich oftmals schon nach kurzer Zeit mit einem »Rezidiv« vor.
- Katheterablation
  Hier wird im Rahmen der Herzkatheteruntersuchung zunächst ein Elektrodenkatheter bis zum Herzen vorgeschoben, über den dann der Erregungsherd, der das Vorhofflattern verursacht, verödet. Die Heilungsquote der Katheterablation liegt bei mehr als 95 Prozent.

4.4.4 Vorhofflimmern

Vorhofflimmern tritt auf, wenn sich in den Vorhöfen mehrere Herde völlig chaotisch zueinander und mit einer Frequenz von bis zu 600 bpm depolarisieren.

Die Überleitung der Vorhoferregungen auf die Kammer erfolgt rein zufällig, sodass ein sehr unregelmäßiger, aber schmaler Kammerrhythmus in Form der absoluten Arrhythmie resultiert.

Im EKG erscheint die isoelektrische Linie völlig unregelmäßig. P-Wellen sind nicht erkennbar. Je nachdem ob das Vorhofflimmern grob- oder feinschlägig ist, ist es im EKG als solches nicht immer leicht zu identifizieren. In der EKG-Ableitung V1, lässt sich das Vorhofflimmern am besten identifizieren.

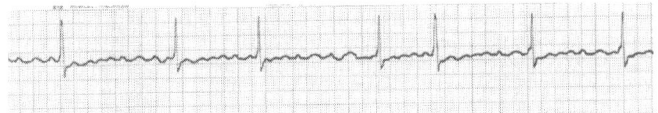

Abb. 17: Vorhofflimmern

Pharmakologische Akuttherapie

- Lopresor® 5–10 mg (langsam) i. v. (nicht bei Patienten mit COPD)
- Lanicor® 0,25 mg (langsam) i. v.
- Amiodaron® 150–300 mg i. v.

Elektrische Therapie

- Kardioversion

4.4.5 AV-Block

Der AV Knoten ist vergleichbar mit einem Grenzposten, welcher entscheidet wann die »Grenze« passierbar ist und wann nicht. Arbeitet er zu langsam bzw. lässt er die Impulse nur verzögert durch, verlängert sich die PQ-Strecke und die Herzfrequenz wird langsamer, da sich die Herzkammern nun entsprechend langsamer depolarisieren und kontrahieren können.

AV-Block 1°

Die Impulsweiterleitung ist im AV-Knoten verlängert, was sich in der erkennbar längeren PQ-Strecke zeigt. Aber jeder P-Welle folgt ein schmaler QRS-Komplex. Die Herzfrequenz ist meist etwas verlangsamt, kann aber auch im Normbereich liegen.
Der AV-Block 1° gilt als nicht vital gefährdend.

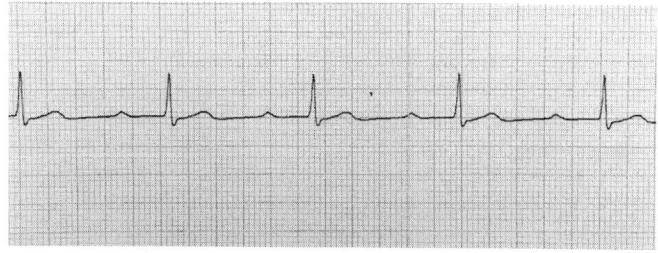

Abb. 18: AV-Block 1°

AV-Block 2° Typ 1 (Wenckebach-Periodik)

Die Impulsweiterleitung verlängert sich periodisch »von Schlag zu Schlag«, bis ein Vorhofimpuls nicht »beantwortet« wird. Dieses Phänomen wiederholt sich fortlaufend.
Der AV-Block 2° Typ 1 ist meistens ohne Symptomatik und ähnlich wie der AV-Block 1°, eher ungefährlich.

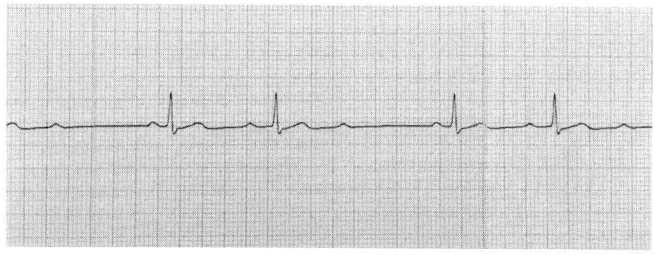

Abb. 19: AV-Block 2° Typ 1 (Wenckebach-Periodik)

AV-Block 2° Typ 2 (Mobitz 2)

Der AV-Block 2° Typ 2 ist dadurch gekennzeichnet, dass es 2, 3 oder 4 Vorhofdepolarisationen bedarf, bis eine ventrikuläre Depolarisation erfolgt.
Man spricht hier von einer 2:1-, 3:1- oder 4:1-Überleitung.

Patienten mit einem AV-Block 2° Typ 2 sind oftmals nicht symptomfrei. Bradykardien mit Kreislaufproblemen bis hin zu Synkopen sind nicht selten.

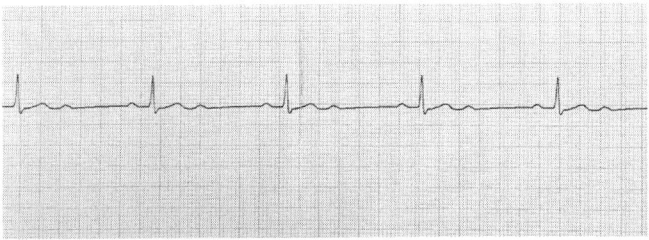

Abb. 20: AV-Block 2° Typ 2 (Mobitz 2)

AV-Block 3°

Der AV-Block 3° ist durch eine komplette Unterbrechung der Überleitung von den Vorhöfen zu den Kammern gekennzeichnet.
P-Wellen und QRS-Komplexe erscheinen relativ regelmäßig, jedoch völlig unabhängig voneinander.

Häufig übernimmt ein Erregungszentrum in der Herzkammer den Rhythmus, weshalb beim AV-Block 3° oftmals verbreiterte QRS-Komplexe erkennbar sind. Wird der Rhythmus jedoch aus einer Leitungsbahn zwischen AV-Knoten und His'schem Bündel gebildet, so sind auch beim AV-Block 3° schmale QRS-Komplexe sichtbar.

Der AV-Block 3° gilt als potenziell lebensbedrohlich. Meist zeigt sich im EKG eine Kammereigenfrequenz von ca. 20–40 bpm., was zu entsprechenden Kreislaufregulationsstörungen führt. Versagt die Fähigkeit der Herzkammer zur Eigenerregung, findet keine weitere Kontraktion des Myokards statt.

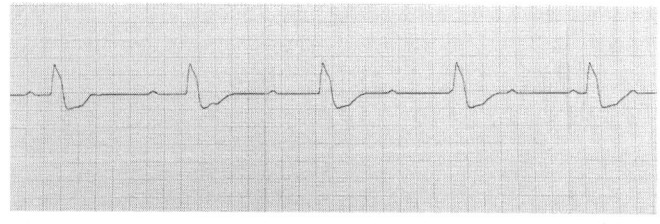

Abb. 21: AV-Block 3°

Zusammengefasst kann man also folgende Aussage über die AV-Blöcke treffen:

- Der AV-Block 1. Grades ist lediglich eine Verlängerung der PQ-Zeit.
- Beim AV-Block 2. Grades unterscheidet man ob sich die PQ-Zeit »periodisch« bis zum Fehlen eines QRS-Komplexes verlängert, oder kontinuierlich 2, 3 oder mehr Vorhofaktionen (P-Wellen) benötigt werden, bis ein ORS-Komplex erfolgt.
- Der AV-Block 3. Grades ist dadurch gekennzeichnet, dass die Vorhof- (P-Wellen) und Kammer-Aktivitäten (QRS-Komplex) in keinerlei Verbindung zueinander stehen.

4.4.6 Extrasystolen

Extrasystolen sind vorzeitige Depolarisationen des Myokards, welche nicht durch den Sinusknoten ausgelöst werden.
Je nach Ursprung unterscheidet man supraventrikuläre und ventrikuläre Extrasystolen.

Die Hauptursache der ES ist der »Reentry-Mechanismus«. Insbesondere bei einer bestehenden Ischämie oder entzündlichen Herzmuskelerkrankung ist die Dauer des Aktionspotenzials und der Refraktärzeit des Myokards verkürzt. Aus diesem Grund kann eine ischämische oder erkrankte Zelle schneller wieder kontrahieren als eine gesunde Zelle.

Bei der Reizweiterleitung von einer gesunden zu einer »betroffenen« Zelle erfolgt also die Depolarisation und die Repolarisation schneller als in anderen Bereichen des Myokards.

Tritt der Reiz in eine »normale« Zone über ist die ischämische Zone schon wieder erregbar. Erfolgt hier eine rückwärtige Depolarisation entsteht eine ES. In großen ischämischen Bezirken kann durch die Summierung der rückwärtigen Depolarisationen eine Reentry-Tachykardie oder gar ein Kammerflimmern entstehen.

Supraventrikuläre Extrasystole (SVES)

Die SVES tritt auf, wenn im Bereich der Vorhöfe oder um den AV-Knoten eine zusätzliche elektrische Entladung erfolgt.

Die P-Welle kann vorzeitig und deformiert oder überhaupt nicht erscheinen. Letzteres ist dann der Fall, wenn die VES aus dem Bereich des AV-Knotens entspringt. Das PQ-Intervall ist bei VES meist verkürzt.

Der Überleitungsimpuls vom AV-Knoten durch die Ventrikel verläuft auf dem normalen Weg und führt dadurch zu einem normalen QRS-Komplex

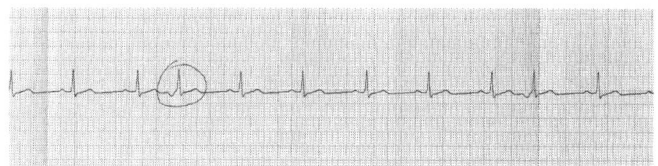

Abb. 22: SVES

Ventrikuläre Extrasystole (VES)

Die VES tritt auf, wenn im Bereich der Ventrikel eine elektrische Entladung erfolgt.

Wie alle Extrasystolen erscheint auch die VES verfrüht im EKG-Zyklus, noch bevor eine P-Welle zu erwarten ist. Der VES geht folglich keine P-Welle voraus. Der QRS-Komplex ist groß, verbreitert und abnorm geformt.

Nach einer VES erfolgt eine »kompensatorische« Pause, welche durch eine kurze, isoelektrische Linie gekennzeichnet ist.

Monotope VES

Monotope VES treten auf, wenn an einem einzelnen Bereich des Ventrikels eine elektrische Entladung erfolgt. Die VES sehen alle gleich aus.

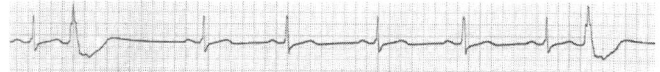

Abb. 23: Monotope VES

Polytope VES

Polytope VES treten auf, wenn in mehreren Bereichen der Ventrikel elektrische Entladungen erfolgen. Die VES sehen untereinander völlig unterschiedlich aus.

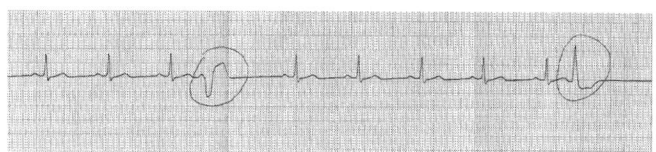

Abb. 24: Polytope VES

Bigeminus/Trigeminus/Quadrigeminus

Der Bigeminus tritt auf, wenn an jeden normalen QRS-Komplex eine VES gekoppelt ist.

Würden jedem normalen QRS-Komplex 2 oder 3 VES folgen spräche man von einem Trigeminus bzw. von einem Quadrigeminus.

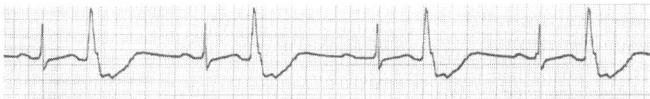

Abb. 25: Bigeminus

Couplet/Triplet

Das Couplet tritt auf, wenn 2 VES direkt hintereinander erfolgen. Erscheinen 3 VES direkt hintereinander nennt man dies Triplet.

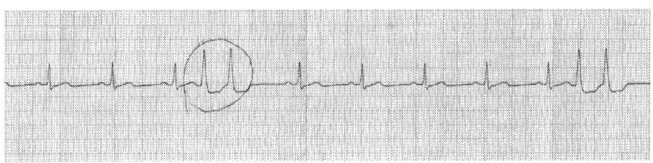

Abb. 26: Couplet

Salve

Die Salve tritt auf, wenn mindestens 4 VES direkt hintereinander erfolgen.

Salven werden in der Klassifikation der VES zu den bedrohlichen Arrhythmien zugeordnet. Häufig gehen Salven mit Bewusstseinsstörungen und Synkopen einher und leiten oftmals in ein Kammerflimmern über.

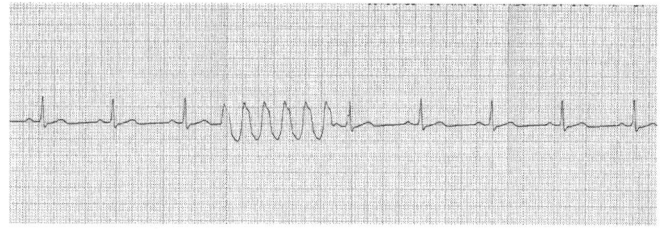

Abb. 27: Salve

R-auf-T-Phänomen

Beim R-auf-T-Phänomen fällt eine VES in die noch aufsteigende T-Welle. Zu diesem Zeitpunkt innerhalb der Repolarisationsphase ist das Herz »ungeschützt«. Man nennt diese Phase auch vulnerable Phase. Oftmals, aber nicht zwangsläufig, entsteht daraus ein Kammerflimmern.

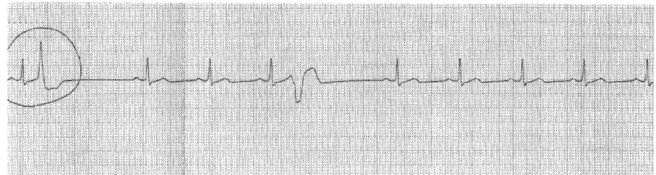

Abb. 28: R-auf-T-Phänomen

Die Lown-Klassifikation ist eine numerisch aufsteigende Klassifikation zur Einteilung ventrikulärer Extrasystolen im Langzeit-EKG.

Diese Klassifikation, welche 1971 von dem »Vater der Rhythmologie«, dem 1921 geborenen Kardiologen Dr. Bernard Lown eingeführte wurde, sieht eine Unterteilung der VES in fünf Kategorien vor, welche dann, entsprechend ihrer Klassifizierung, als Lown-Klassen 1–5 bezeichnet werden. Als Basis für diese VES-Klassifizierung diente die Erkenntnis von Dr. Bernhard Lown, dass anhand der Art und Häufigkeit der ventrikulären Extrasystolen im Langzeit-EKG die Gefahr eines »sudden cardiac arrest«, also dem plötzlichen Herztod bei Patienten nach erlebtem Myokardinfarkt bzw. mit einer koronaren Herzkrankheit grob eingeschätzt werden konnte.

Tab. 7: Die Lown-Klassifikation

Klasse	Häufigkeit und Art der VES
0	keine VES
I	gelegentliche, einzelne VES (< 30/h)
II	häufige VES (> 30/h)
III a b	 polymorphe (polytope)VES ventr. Bigeminus, Trigeminus
IV a b	 Couplets, Triplets Salven (4–10 direkt aufeinander folgende VES)
V	früh einfallende VES (R-auf-T-Phänomen)

Aussagekraft der Lown-Klassifizierung

Die Lown-Klassifikation hat heute eher eine ordnende weniger eine prognostische oder gar therapeutische Funktion. So findet beispielsweise das prognostisch ungünstige Auftreten von Kammertachykardien (mehr als elf VES unmittelbar hintereinander) in der Lown-Klassifikation keinerlei Berücksichtigung.

Darum wurde das ursprüngliche Therapiekonzept, welches einzig und allein die Verminderung der Häufigkeit von ventrikulären Extrasystolen sowie die Lown-Klassifizierung als Grundlage der Therapiebedürftigkeit von Herzrhythmusstörungen vorsah, verworfen.

4.4.7 Kammertachykardie, Ventrikeltachykardie, VT

Eine VT ist dadurch gekennzeichnet, dass mindestens elf VES hintereinander auftreten. Die HF kann dabei ca. 100–200 bpm aufweisen.

Unerfahrene Mitarbeiter identifizieren hier fälschlicherweise oftmals ein Kammerflimmern. Das Hauptmerkmal der VT ist, dass die Amplitude der einzelnen Kammerkomplexe annähernd gleichbleibend ist und die einzelnen Herzaktionen zwar schnell aber geordnet verlaufen, während beim Kammerflimmern/-flattern die Amplitude der einzelnen Komplexe völlig variabel ist und die Herzaktionen absolut chaotisch sind.

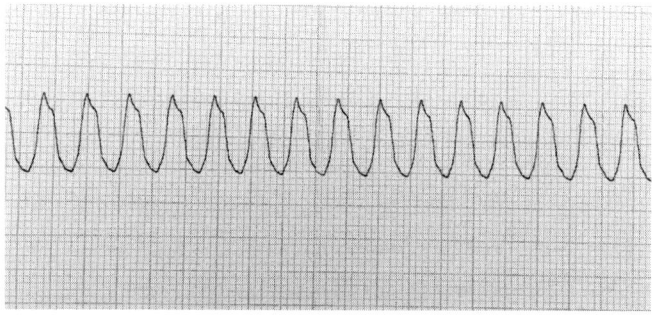

Abb. 29: VT

4.4.8 Torsade-de-Pointes

Die Torsade-de-Pointes-Tachykardie ist eine Sonderform der ventrikulären Tachykardien. Im EKG imponieren Kammerkomplexe mit Frequenzen > 150 bpm, die ca. alle fünf bis zehn Schläge ihre Amplitude ändern und sich um die isoelektrische Linie »drehen«, was zu ihrem charakteristischen, spindelförmigen Aussehen führt.

Bei einer relativ langsamen Torsade-de-Pointes-Tachykardie (ca. 150 bpm) ist diese für ungeübte relativ schwer von einer »normalen« ventrikulären Tachykardie zu unterscheiden. Das eindrückliche, spindelförmige Erscheinungsbild tritt meist erst ab Frequenzen von mindestens 180 bpm auf.

Die Torsade de Pointes-Tachykardie ist eine paroxysmale Kammertachykardie, die sich meistens von selbst terminiert, aber durchaus auch in ein Kammerflimmern überleiten kann.
Zu den begünstigenden Faktoren zählen sämtliche Formen/Varianten der QT-Verlängerung.

Je länger bzw. je öfter hintereinander die Torsade-de-Pointes-Tachykardie auftritt, desto höher die Wahrscheinlichkeit, dass das Herz keinen ausreichenden Blutdruck mehr aufbauen kann.

Die Therapie der Torsade-de-Pointes-Tachykardie besteht aus Magnesium i. v. und ggf. der elektrischen Kardioversion.
Ist die Torsade-de-Pointes-Tachykardie pulslos wird die Reanimation gemäß dem Algorithmus für defibrillierbare Rhythmen eingeleitet bzw. durchgeführt.

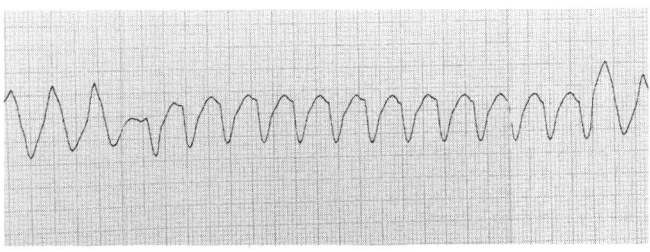

Abb. 30: Torsade-de-Pointes-Tachykardie

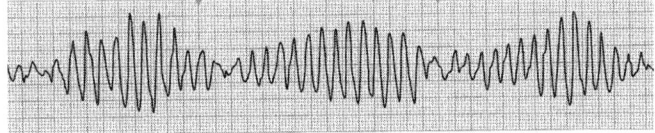

Abb. 31: Torsade-de-Pointes, © GRC 2010 ALS Anwender Handbuch

4.4.9 Kammerflimmern/-flattern

Das Kammerflimmern ist mit 75–85 % die häufigste Ursache des plötzlichen Herztodes. Die Erregung des Myokards verläuft mit einer Frequenz von 300–600 bpm. Das eindrückliche elektrokardiografische Bild zeigt einen irregulären Erregungsablauf, ohne dass P-Wellen oder Kammerkomplexe erkennbar sind. Anfangs sind die Wellen »grobschlägig« (= Flattern), später »feinschlägig« (= Flimmern).

Aufgrund der völlig chaotisch und voneinander unabhängig verlaufenden Depolarisation, kann das Myokard nicht kontrahieren, weshalb hier ein Kreislaufstillstand besteht.

Pathophysiologisch und therapeutisch wird das Kammerflimmern nicht vom Kammerflattern differenziert.

Ursachen für das Kammerflimmern können Herzrhythmusstörungen, ein akuter Myokardinfarkt, eine ventrikuläre Tachykardie und das »R-auf-T-Phänomen« sein.

Weiterhin kommen Elektrolytverschiebungen, medikamentöse Überdosierungen sowie Stromunfälle jeder Art in Frage.

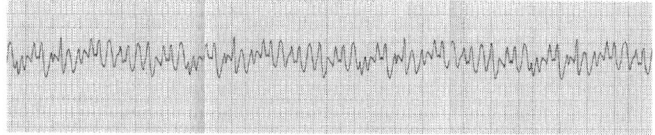

Abb. 32: Kammerflattern

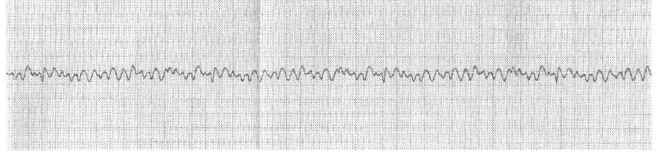

Abb. 33: Kammerflimmern

4.4.10 Asystolie

Die Asystolie wird in zwei Formen unterteilt. Man unterscheidet die pankardiale (▶ Abb. 34) und die ventrikuläre (▶ Abb. 35) Asystolie. Bei der pankardialen Asystolie liegt ein isoelektrisches EKG vor, bei der ventrikulären sind noch Depolarisationen der Vorhöfe nachweisbar.

Die Asystolie kann primär (z. B. durch Leitungsblockade) sowie sekundär auf Kammerflimmern entstehen.

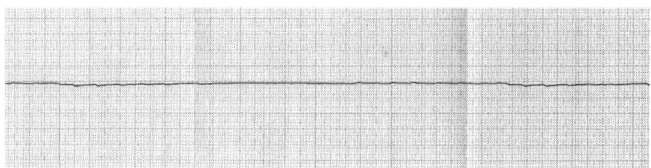

Abb. 34: (Pankardiale) Asystolie

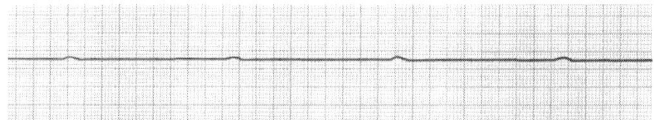

Abb. 35: Ventrikuläre Asystolie

4.4.11 Pulslose elektrische Aktivität (PEA)

Die pulslose elektrische Aktivität (= elektromechanische Entkoppelung) ist gekennzeichnet durch eine deutlich sichtbare elektrische Erregungen des Myokards (▶ Abb. 36; ▶ Abb. 37), jedoch ohne, dass dabei eine Kontraktion erfolgt.

Die PEA ist wohl die »hinterhältigste Form« des Kreislaufstillstandes. Denn hier kann im EKG durchaus ein Rhythmus angezeigt werden, der normalerweise mit einem Puls einhergehen kann (▶ Abb. 38; ▶ Abb. 39).

Der Überwachungsmonitor erkennt hier u. U. keine Lebensbedrohung und wird folglich auch keinen »Herzalarm« auslösen. Darum ist es bei kritisch Erkrankten unabdingbar, neben dem EKG auch eine engmaschige RR- und SpO2- Kontrolle zu gewährleisten.

Die PEA ist meistens kardial bedingt und tritt häufig nach längerer myokardialer Ischämie auf (z. B. nach erfolgloser Defibrillation bei Kammerflimmern). Sind kardiogene Ursachen auszuschließen, liegt meistens eine Hypovolämie, eine Perikardtamponade oder ein Spannungspneumothorax vor.

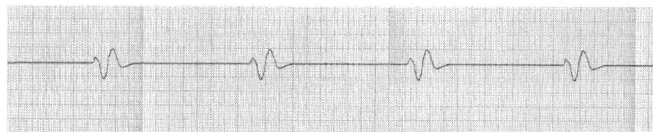

Abb. 36: PEA

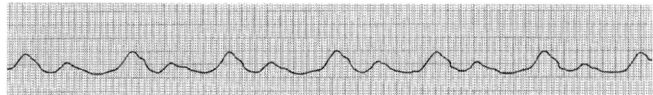

Abb. 37: PEA, © GRC 2010 ALS Anwender Handbuch

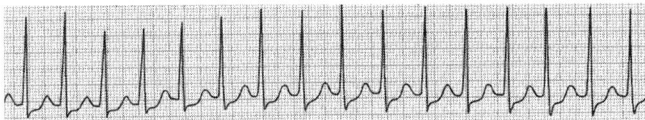

Abb. 38: AV 2 Wenckebach, © GRC 2010 ALS Anwender Handbuch

Abb. 39: Supraventrikuläre Tachykardie, © GRC 2010 ALS Anwender Handbuch

4.5 Das Infarkt-EKG

> »... nicht jeder Patient mit einem akuten Myokardinfarkt hat ein auffälliges EKG und nicht jeder Patient mit einem auffälligen EKG hat einen akuten Myokardinfarkt!«
> (Quelle unbekannt)

Wird das EKG speziell auf einen Myokardinfarkt begutachtet, kommen weitere (als die bisher genannten) Aspekte zur Interpretation hinzu:

4.5.1 Die Q-Zacke

Eine signifikant vergrößerte Q-Zacke gibt Hinweise auf einen abgelaufenen Infarkt. Sie Ist Ausdruck der Narbenbildung im Myokard.

4.5.2 Die ST-Streckenveränderung

Die Hebung der ST-Strecke weist auf einen akuten Myokardinfarkt hin. Man spricht hier von einem sogenannten STEMI (ST-Elevated Myocardial Infarction). Dabei kann sie nur leicht, z. B. 0,1 mV oder aber auch mehr als 1 mV angehoben sein.
ST-Hebungen auf einen Blick (▶ Abb. 40).

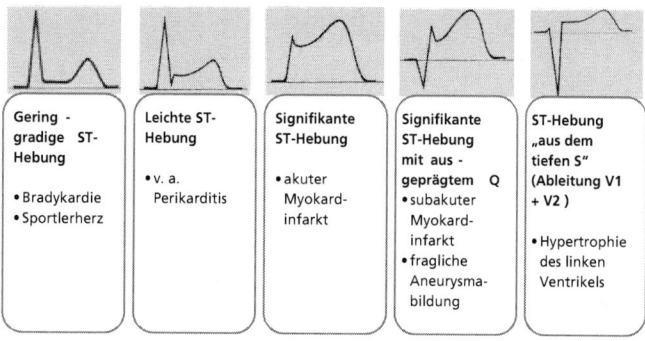

Abb. 40: ST-Hebungen im Überblick

Sinkt die ST-Strecke, ist dies meistens ein Indiz dafür, dass die Koronardurchblutung vermindert bzw. gestört ist. Sie tritt beispielsweise bei KHK und/ oder Angina pectoris, sowie bei einem Schenkelblock auf.
ST-Senkungen auf einen Blick (▶ Abb. 41).

> Nicht jede ST-Hebung muss zwangsläufig ein akuter Myokardinfarkt sein. In seltenen Fällen kann auch eine Intrazerebrale Blutung »dahinterstecken«.
> Hebungen in V4–V6 und zusätzlich in I, II, III und aVF deuten auf eine Perimyokarditis hin.

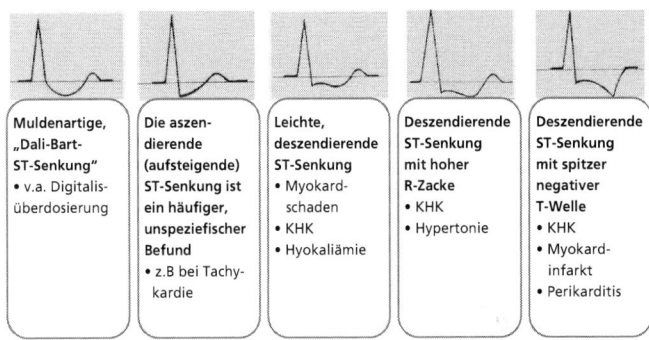

Abb. 41: ST-Senkungen im Überblick

4.5.3 Die T-Welle

Ist die T-Welle abgeflacht, vollständig unterdrückt oder negativ, so ist dies ein klarer Hinweis für eine myokardiale Ischämie (der Patient muss dabei nicht zwangsläufig einen Myokardinfarkt haben) (▶ Abb. 42).

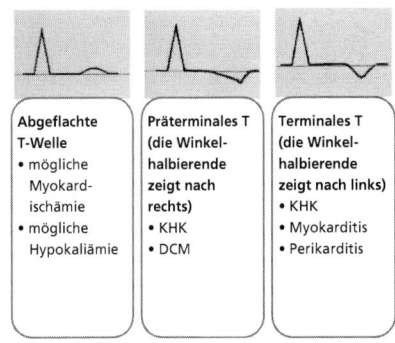

Abb. 42: T-Senkungen

Ist die T-Welle eher spitz und hoch, deutet dies auf eine Hyperkaliämie hin, eine eher gleichschenklige, hohe T-Welle ist ein Zeichen eines beginnenden Myokardinfarktes. Man nennt dies dann auch »Erstickungs-T« (▶ Abb. 43).

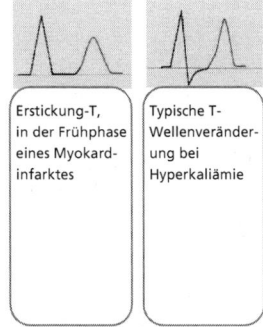

Abb. 43: Erstickungs-T und Hyperkaliämie

Im Rahmen der EKG-Beurteilung muss auf T-Wellenveränderungen geachtet werden. Aufgrund ihrer Nähe zum Myokard sind Brustwandableitungen dazu am besten geeignet. Negative T-Wellen in V1–V6 deuten auf eine verminderte Koronardurchblutung hin. Da dies das reguläre Monitor-EKG nur unzureichend »kann«, sollte – sofern vorhanden – die EASI-Ableitung eingestellt werden oder ein 12-Kanal-EKG angefordert werden.

4.5.4 EKG-Veränderungen entsprechend den Stadien des Myokardinfarkts

Phase	EKG-Veränderung	Erläuterung
1		Stadium 0 des Myokardinfarktes mit „Erstickungs-T"
2		Stadium I des Infarktes, ST-Hebung und Ausbildung einer (kleinen) Q-Zacke
3		Zwischenstadium mit ST-Hebung und T-Negativierung. Die Q-Zacke ist dabei pathologisch verändert oder vergrößert
4		Stadium II mit signifikant vergrößertem Q, die ST Strecke normalisiert sich, die T-Welle ist spitz-negativ
5		Stadium III die ST-Strecke ist wieder (physiologisch) isoelektrisch
6		Alter Infarkt, mit ausgeprägter Q-Zacke als Ausdruck der Infarktnarbe

Abb. 44: Infarktstadien

Die Phase 3 des Myokardinfarktes (also die Zeit zwischen Stadium 1 und Stadium 2) dauert ca. 2–3 Wochen. Eine isoelektrische ST-Strecke ist erst wieder nach ca. 3–5 Monaten zu erwarten.

4.6 Lokalisation des Infarkts

Einen Myokardinfarkt im Monitor-EKG zu diagnostizieren ist, je nach Lokalisation, relativ einfach bis so gut wie ausgeschlossen. Hebungen in den Ableitungen II, III und aVF weisen sehr deutlich auf einen inferioren Infarkt hin.

Hebungen in Ableitung I und aVL können auf einen anterioren Infarkt hinweisen. Jedoch werden diese Ableitungen i. d. R. nicht als Routine-Ableitung eingestellt. Ebenso verhält es sich mit aVR, welche bei einer ST-Hebung Ausdruck eines Hauptstamm-Infarktes sein kann.

> Wie eingangs erwähnt, muss nicht jeder Herzinfarkt eine ST-Hebung aufweisen. Ganz im Gegenteil: Häufig erscheint das EKG eher »normal« bzw. weist es anstelle der ST-Hebungen eher ST-Senkungen auf. Diese ST-Senkungen können u. U. Ausdruck einer gegenüberliegenden ST-Hebung sein.

4.7 Die Nehb-Ableitungen bei der Infarktdiagnostik

Besteht bei einem Patienten der Verdacht auf einen Myokardinfarkt, ist das 12-Kanal-EKG verpflichtend zu Schreiben. Es ist »Gold-Standard« in der Diagnostik und macht zusätzliche Aussagen bzgl. Rechts-/Linksherzbelastung, Hypertrophie, Schenkelblöcke, usw.

Ist dieses aber akut nicht verfügbar, kann mit Hilfe der Nehb-Ableitungen auch eine gewisse Aussage über einen akuten STEMI am Monitor-EKG getroffen werden.

Im August 2020 wird an einem Freitagabend eine ca. 65-jährige Frau in die Intensivstation eingewiesen. Die Patientin ist in einem von der aufnehmenden Klinik ca. 20 km entfernten Badesee plötzlich untergetaucht, aber nicht mehr von alleine aufgetaucht. Die anwesenden Retter der DLRG waren sofort zur Stelle und konnten die Frau lebend aus dem Wasser retten und bis zum Eintreffen des Rettungshubschraubers medizinisch erstversorgen.

Bei Aufnahme in der Intensivstation ist die Patientin wach und orientiert, jedoch ohne jegliche Erinnerung an das Beinaheertrinken. Die erhobenen Vitalparameter waren stabil und unauffällig. Ebenso das EKG und die erhobenen, präklinischen Vitalparameter. Ungefähr fünf Minuten nach dem Aufnehmen im Patientenzimmer klagt die Frau über massive thorakale Schmerzen, ist großperlig kaltschweißig, einhergehend mit einem RR von 75/45 mmHg. Das Monitor-EKG ist dabei in den Extremitätenableitungen weitestgehend unauffällig. Auch die Brustwandableitung (hier im Bereich V5 aufgeklebt) zeigt keine Besonderheiten.

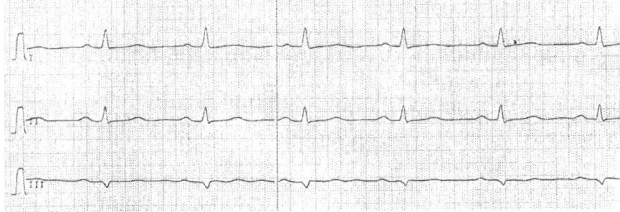

Abb. 45: Monitor I, II, III

Da das stationseigene 12-Kanal-EKG just in diesem Moment defekt ausfällt und ein Ersatzgerät erst noch aus der ZNA geholt werden muss, entschließt sich die zuständige Pflegekraft für die Nehb-Ableitung am Überwachungsmonitor.

Der jetzt festgestellte STEMI der Vorderwand wird kurz darauf im 12-Kanal-EKG bestätig und die Patientin umgehend ins Herzkatheterlabor transportiert.

Der weitere Klinikaufenthalt verläuft komplikationslos, sodass die Patientin fünf Tage später bei bestem Wohlbefinden nach Hause entlassen werden kann.

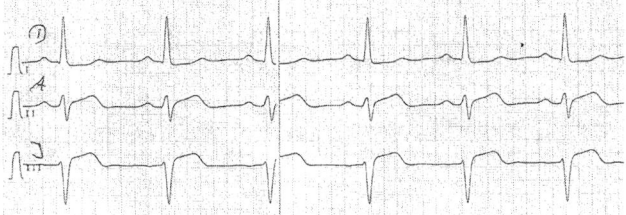

Abb. 46: Nehb D, A, I

5 Herzschrittmacher

Herzschrittmacher sind (inzwischen) kleine Aggregate, welche elektrische Impulse an das Herz abgeben und dadurch das Myokard zur Kontraktion »animieren«. Waren diese Geräte früher noch starr an eine voreingestellte Impulsfrequenz gebunden, arbeiten neuere Schrittmacher im »Demand-Modus«, also auf »Abruf«. Dabei sind diese Geräte auch in der Lage, bei Belastungssituationen wie z. B. Treppensteigen, schnelleres gehen, usw. eine schnellere Frequenz zu gewährleisten.

5.1 Herzschrittmacherimplantation

Der Herzschrittmacher wird normalerweise unterhalb der rechten oder linken Clavicula positioniert. Über einen kleinen Hautschnitt, welcher in Lokalanästhesie durchgeführt wird, wird das Gerät subkutan implantiert. Die Elektroden werden dabei über die große Hohlvene in das Herz vorgeschoben und – je nach System – im rechten Vorhof oder Ventrikel verankert.

5.2 Herzschrittmachersysteme

Es werden drei unterschiedliche Schrittmachersysteme voneinander unterschieden:

- Einkammersystem
- Zweikammersystem
- Dreikammersystem

Je nachdem, welches Schrittmachersystem implantiert ist, stellt sich das EKG entsprechend andersartig dar.

5.2.1 Einkammersystem

Einkammersysteme sind dadurch gekennzeichnet, dass sie nur eine Elektrode haben, welche entweder im rechten Vorhof oder im rechten Ventrikel positioniert werden. Diese Systeme werden nur noch selten verwendet bzw. eher noch als Notlösung.

Der Schrittmacherimpuls stellt sich i. d. R. als Spike unmittelbar vor dem QRS-Komplex dar.
In seltenen Fällen wird der Schrittmacher als Vorhofstimulator eingesetzt, dann erscheint der Spike unmittelbar vor der P-Welle.

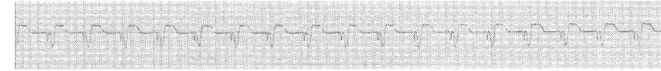

Abb. 47: Einkammer-Schrittmacher EKG

5.2.2 Zweikammersystem

Zweikammersysteme haben zwei Elektroden, welche je eine im rechten Vorhof und eine im rechten Ventrikel verankert ist. Dabei kann der Schrittmacher dann den Vorhof und die Kammer überwachen und entsprechend stimulieren.

Der Schrittmacherimpuls stellt sich im EKG unmittelbar vor der P-Welle und vor dem QRS-Komplex dar.

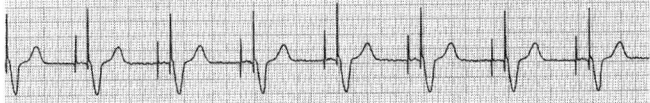

Abb. 48: Zweikammer-Schrittmacher EKG, © GRC 2010 ALS Anwender Handbuch

5.2.3 Dreikammersystem

Dreikammersysteme besitzen drei Elektroden, von denen je eine im rechten Vorhof, eine im rechten Ventrikel und eine im linken Ventrikel etabliert wird. Diese Art von Herzschrittmacher wird beispielsweise zur kardialen Resynchronisationstherapie (CRT) bei pharmakologisch nicht therapierbarer Herzinsuffizienz eingesetzt.

Im Monitor-EKG lässt sich ein Dreikammersystem nicht vom Zweikammersystem unterscheiden.

6 Monitoreinstellung und Verhalten der Pflegekraft bei Monitoralarmen

Der EKG-Überwachungsmonitor dient der schnellen Identifizierung lebensbedrohlicher Herzrhythmusereignisse oder (neu) auftretender Herzrhythmusstörungen. Dabei kann es immer wieder zu technischen und auch physiologischen Alarmen am Monitor kommen.

Der EKG-Überwachungsmonitor dient dazu, die elektrische Aktivität des Herzens zu »beobachten«, grafisch und numerisch abzubilden und bei Über- oder Unterschreiten der voreingestellten Alarmgrenzen einen optischen und akustischen Alarm auszulösen. Weiterhin werden auch technische Störungen sowie lebensbedrohliche Ereignisse dokumentiert und signalisiert.
Je nach Herstellerfirma und Alarmpriorität erscheinen beispielsweise blaue, gelbe oder rote Alarme sowie unterschiedliche Alarmtöne.

6.1 Monitor-Grundeinstellungen und Modifikationen

Grundsätzlich erhalten alle Überwachungsmonitore eine für die jeweilige Abteilung bzw. Station angepasste Grundeinstellung der Alarmparameter.

Diese Grundeinstellung dient dazu, dass jeder Patient, der an den Monitor angeschlossen wird, zunächst einmal in einem gewissen »Alarmkorridor« überwacht ist. Je nach Patientensituation müssen diese Grenzen jedoch modifiziert werden. Würden die Alarmgrenzen als »in Stein gemeißeltes Gesetz« gelten, hätte dies zur Folge, dass es ständig Alarme gäbe, die Pflegekräfte »alarmmüde« würden und echte Krisensituationen nicht mehr bzw. nicht frühzeitig realisierten.

> In einem Ihrer Zimmer liegt eine ältere Patientin, die sich im Krankenhaus sehr unwohl fühlt und am liebsten rund um die Uhr eine Pflegekraft um sich herum hätte. Aus diesem Grund klingelt sie alle paar Minuten, da sie mal etwas zu Trinken möchte, dann weil ihr zu warm oder zu kalt ist, beim nächsten Mal versteht sie nicht wie das Patientenradio an oder ausgeschalten wird usw. Die Folge daraus ist doch meistens, dass die Pflegekräfte dieses Klingeln mehr und mehr ignorieren bzw. ihre »Reaktionszeit« verlängern. Nach dem gefühlten 100. Mal wird sich die Pflegekraft sagen »… die anderen Patienten müssen jetzt auch versorgt werden, darum muss Frau XY jetzt warten…«.
> Diese Reaktion der Pflegekraft ist falsch, dennoch sieht man dieses Verhalten in sehr vielen Kliniken. Was ist, wenn diese Patientin diesmal klingelt, weil es ihr akut schlecht geht?! Evtl. droht sie zu ersticken, weil sie ihr Essen aspiriert hat …

Ähnlich ist es auch mit den Monitoralarmen, sind die Alarmgrenzen zu eng eingestellt, werden sie die ständigen Alarme irgendwann ignorieren, bzw. verzögert reagieren.
Auch im Rahmen von therapeutischen Maßnahmen sollten die Alarmgrenzen der Situation angepasst werden.

> Patienten sind sehr schnell verunsichert, wenn ihr Monitor »permanent« alarmiert. Darum sorgen Sie für Ruhe und Sicherheit, indem Sie die Alarmgrenzen so einstellen, dass die Patienten sinnvoll überwacht sind und nicht unnötig verunsichert werden.

Entsteht dann ›trotzdem‹ ein Monitoralarm, können Sie sicher sein, dass dieser begründet ist und Handlungsbedarf besteht.
Dabei ist zu beachten, dass planloses, nicht vorausschauendes Handeln selten zum Ziel führt.

Überlegen Sie, was der Grund für den Alarm ist, wie können Sie das Problem möglichst vollständig lösen.

6.2 Der PDCA-Zyklus im Rahmen der Monitorüberwachung

Der PDCA-Zyklus beschreibt einen Handlungsablauf, wie er in nahezu allen Lebensbereichen angewandt wird. Dabei stehen die einzelnen Buchstaben für je einen englischen Begriff und einen weiteren Handlungsabschnitt:

P wie Plan   Planen Sie die nächste Aktion.
D wie Do   Führen Sie den nächsten Schritt aus.
C wie Check Kontrollieren Sie, ob Ihr Handeln erfolgreich war.
A wie Act   Korrigieren Sie ggf. Ihr Handeln

Beispiel zur Umsetzung des PDCA-Zyklus im Alltag

Ihre Aufgabe ist, für eine anstehende Geburtstagsfeier einzukaufen.

P Sie erstellen sich eine Einkaufsliste
D Sie fahren zu den entsprechenden Läden und arbeiten Ihre Einkaufsliste ab.
C Zu Hause angekommen kontrollieren Sie, ob Sie alle Artikel gekauft haben.
A Sind alle benötigten Artikel da, können Sie die Feier weiter vorbereiten oder, wenn etwas fehlt, dann müssen Sie noch mal los und erneut einkaufen gehen.

6.2.1 Vorgehensweise gemäß dem PDCA-Zyklus bei Monitoralarmen

Haben Sie eine Alarmsituation am Überwachungsmonitor erkannt, gehen Sie wie folgt vor:

P Planen/überlegen Sie wie Sie die aktuelle Situation schnell und sicher lösen. Um konzentriert planen/überlegen zu können, ist es wichtig, dass das Umfeld ruhig ist, darum quittieren Sie zunächst den Monitoralarm.
D Nachdem Sie eine Lösung für das aktuelle Problem haben, setzen Sie dies in die Tat um.
C Kontrollieren Sie, ob das Problem gelöst und die Alarmsituation beseitigt ist.
A korrigieren Sie ggf. Ihre eingeleiteten Maßnahmen.

Was sich hier möglicherweise als sehr theoretisch und langwierig darstellt, ist in der Realität schnell und einfach umzusetzen.

Der Monitor in einem Ihrer zuständigen Patientenzimmer gibt Alarm. Sie gehen in das Zimmer und erkennen einen Abfall der Sauerstoffsättigung, einhergehend mit einer deutlichen Verschlechterung des Patienten.

P Sie sorgen für Ruhe und Sicherheit des Patienten, quittieren den Monitoralarm und überlegen, wie Sie dem Patienten helfen und seine Sauerstoffsättigung steigern können.
D Sie applizieren Ihrem Patienten mittels Sauerstoffbrille Sauerstoff, positionieren ihn möglichst atemerleichternd und informieren den zuständigen Arzt über die Zustandsverschlechterung des Patienten sowie Ihre bisher eingeleiteten Maßnahmen.
C Da es sich hier um eine Akutsituation handelt, werden Sie das Patientenzimmer nicht verlassen, sondern kontrollieren den Erfolg Ihrer Maßnahme unmittelbar vor Ort, indem Sie den Zustand und die Sauerstoffsättigung des Patienten kontrollieren.

A Verbessert sich der Zustand des Patienten, belassen Sie es zunächst dabei. Führen Ihre bisherigen Maßnahmen jedoch nicht zu einer Verbesserung, müssen Sie weitere Schritte einleiten.

7 Technische EKG-Störungen und Fehlerquellen erkennen und beseitigen

Wie bereits erwähnt dient die EKG-Monitor-Überwachung der schnellen Erkennung lebensbedrohlicher Herzrhythmusereignisse oder (neu) auftretender Herzrhythmusstörungen. Technische Komplikationen können entsprechende Ereignisse kaschieren oder »simulieren«. Daher sollte jede Pflegekraft, die in Monitor-Stationen arbeitet, die Hauptfehlerquellen der EKG-Überwachung kennen und diese selbständig und sicher beheben können.

Häufig treten Fehler oder Störungen in der EKG-Ableitung auf, da die Klebeelektroden falsch gelagert wurden oder zu lange am Patienten kleben. Um diese Gründe auszuschließen sollten die Klebeelektroden luftdicht und trocken gelagert werden sowie maximal 24 h am Patienten verbleiben. Danach vertrocknet oftmals das Kontaktgel, sodass eine schlechte oder gestörte EKG-Ableitung keine Seltenheit ist.

7.1 Vorhandene Grundlinie aber ohne EKG-Bild

Im EKG-Monitor erscheint die EKG-Grundlinie, jedoch ohne die zu erwartenden EKG-Ausschläge.
Mögliche Ursachen:

- Die Amplitudengröße wurde am Überwachungsmonitor zu klein eingestellt.

- Vertrocknete Klebeelektroden.
- Die EKG-Kabel sind nicht richtig angelegt.
- Das EKG-Stammkabel ist nicht fest genug mit dem Überwachungsmonitor zusammengesteckt.
- Das EKG-Patientenkabel ist nicht fest genug mit dem EKG-Stammkabel zusammengesteckt.

> Ist der Patient bewusstlos und weist keine Zeichen einer normalen Atemtätigkeit auf, ist die Wahrscheinlichkeit eines Herzstillstandes in Form einer Asystolie sehr hoch. Hier müssen sofort die Reanimationsmaßnahmen gemäß den Empfehlungen des ERC (European Resuscitation Council) für den Algorithmus »Nicht-Schockbarer Rhythmus« eingeleitet werden und ein Arzt bzw. das Reanimationsteam alarmiert werden.

7.2 Die Amplitude der QRS-Komplexe ist zu klein

Das abgeleitete EKG imponiert durch deutlich kleinere QRS-Zacken, als normalerweise zu erwarten wären. Man spricht hier von einer kleinen Amplitude.

Mögliche Ursachen:

- Der Patient ist sehr adipös und die EKG-Elektroden sind weit vom Herz entfernt.
- Die EKG-Elektroden sind vertrocknet.
- Die Amplitudengröße wurde am Überwachungsmonitor zu klein eingestellt.

> Eine zu kleine Amplitude im EKG ist auch ein Zeichen für einen
> akuten Perikarderguss. Daher muss, nachdem eine fehlerhafte
> Ableitung ausgeschlossen und die Amplitudengröße korrigiert
> wurde und keine Verbesserung der Amplitude erzielt wurde,
> umgehend ein Arzt informiert werden.

7.3 Wechselspannung

Im EKG zeigt sich eine durch Wechselstrom völlig gestörte Grundlinie. In manchen Fällen lässt sich hier die Vorhofaktivität nicht oder nur sehr schwierig beurteilen.
Mögliche Ursachen:

- Völlig ineinander verflochtene EKG-Leitungen.
- Defekte EKG-Ableitungskabel.
- Ungenügende Elektrodenhaftung.
- Wackelkontakt der Stecker oder der Kabel.
- Ungenügend isolierte »Dritt-Geräte«.

7.4 Muskelzittern

Im EKG zeigt sich ein durch das (Muskel-)Zittern des Patienten völlig gestörtes EKG. Die QRS-Komplexe sind meist erkennbar, jedoch ist die Beurteilung der Vorhofaktivität kaum oder nicht machbar.
Mögliche Ursachen:

- Zerebraler Krampfanfall
- Angst

- Schmerzen
- Kältezittern
- Morbus Parkinson

7.5 Intermittierende Signalabbrüche

Im EKG zeigt sich ein – mehr oder weniger – normales EKG, das jedoch in unregelmäßigen Abständen vollständig ausfällt.
Mögliche Ursachen:

- Vertrocknete Klebeelektroden.
- Wackelkontakt der Stecker oder Elektroden.
- Abgelöste EKG-Elektroden, z. B. bei starkem Schwitzen des Patienten.
- Ungenügender Hautkontakt der Klebeelektroden, z. B. bei starker Körperbehaarung.

7.6 Kein EKG-Signal

Im Überwachungsmonitor stellt sich kein EKG dar.
Mögliche Ursachen:

- Das EKG-»Stammkabel« ist nicht im Monitor eingesteckt.
- Die EKG-Linie ist im Monitor nicht aktiviert.
- Das Patientenkabel ist defekt.
- Eine Elektrode (meistens die Schwarze) ist nicht am Patienten angebracht.
- Vertrocknete Klebeelektroden.

7.7 Verpolte Ableitungen

Im EKG zeigen sich falsch positive oder negative Ausschläge, die normalerweise andersherum zu erwarten wären. So ist beispielsweise der QRS-Komplex in allen Ableitungen in der Regel immer positiv, also nach oben ausgerichtet außer in aVR. Hier ist grundsätzlich mit einem negativ ausgerichteten (also nach unten) QRS-Komplex zu rechnen.

Mögliche Ursachen:

- Die EKG-Elektrodenstecker sind nicht an den korrekten Stellen angebracht, sondern miteinander vertauscht.

7.8 Wandernde Grundlinie

Im Überwachungsmonitor imponiert eine EKG-Grundlinie, welche permanent vom unteren Bildschirmrand bis zum oberen Bildschirmrand variiert (»wandert«).

Mögliche Ursachen:

- Mangelnder Hautkontakt aufgrund ausgetrockneter EKG-Elektroden.
- Mangelnder Hautkontakt aufgrund einer gelösten EKG-Elektrode.
- Kabelbruch in einem der EKG-Ableitungskabel.
- Das Erdungskabel des EKG-Monitors ist nicht eingesteckt.
- Der Patient bewegt sich.

8 Physiologische Alarmmeldungen erkennen und interpretieren

Die meisten neueren Überwachungsmonitore können über die EKG-Ableitungen auch die Atemfrequenz des Patienten überwachen. Darum sollen auch diese Alarme hier erläutert werden.

Tab. 8: Physiologische Alarmmeldungen

Alarm-meldung	Alarm-erläuterung	Mögliche Ursachen
AF hoch	Die Atemfrequenz ist zu hoch. Der Patient hyperventiliert.	Der Patient hustet, redet, hat Fieber oder bewegt sich anhaltend. Liegt der Patient ruhig im Bett; dann könnte er Schmerzen oder Angst haben.
AF niedrig	Die Atemfrequenz ist zu niedrig. Der Patient hypoventiliert.	Eine Hypoventilation könnte in einem Narkoseüberhang begründet sein. Weiterhin verursachen Sedativa und Opiate eine Hypoventilation.
Apnoe	Atemstillstand	Ein Atemstillstand ist ein lebensbedrohlicher Notfall! »...Wenn die Atmung steht, steht auch gleich das Herz.« Ursachen sind z. B.:

Tab. 8: Physiologische Alarmmeldungen – Fortsetzung

Alarm- meldung	Alarm- erläuterung	Mögliche Ursachen
		• Medikamentenüberdosierungen • Herzstillstand • SHT/zerebrale Blutungen • intrakranielle Raumforderungen • Schlaf-Apnoe-Syndrom
AFib	Vorhofflimmern, einhergehend mit einer absoluten Arrhythmie.	Hypertonie, Herzinsuffizienz, Diabetes Mellitus, KHK, COPD
Asystolie	Akuter Herzstillstand	Akuter Herz-Kreislauf-Stillstand Mögliche Ursachen sind z. B.: • Elektrolytstörungen • Intoxikationen • akute Lungenembolie • akuter Myokardinfarkt • Hypoxie • Hypothermie
Bigeminus	Herzrhythmusstörung, bei der jeder zweite Schlag eine Extrasystole ist.	Herzerkrankungen, Elektrolytentgleisungen, Digitalisüberdosierungen, Sympathikomimetika, Koffeinüberdosierung
Couplet	Couplets sind zwei aufeinanderfolgende Extrasystolen.	Herzerkrankungen, Elektrolytentgleisungen
Ende AFib	Vorhofflimmern wird nicht mehr erkannt bzw. der Rhythmus ist in	Selten handelt es sich hier um ein paroxysmales Ereignis. Meistens wird hiermit der therapeutische

Tab. 8: Physiologische Alarmmeldungen – Fortsetzung

Alarm-meldung	Alarm-erläuterung	Mögliche Ursachen
	einen anderen Rhythmus konvertiert.	Erfolg angezeigt und dokumentiert.
HF hoch	Tachykardie	Ursachen für eine Tachykardie sind sehr zahlreich: • Freude, Angst, Schmerzen, Stress • Intoxikationen • Verschiedene Herzerkrankungen wie z. B. Myokarditis, Perikarditis • KHK, WPW-Syndrom, AVNRT • Lungenembolie, Anämie, Elektrolytstörungen • Hyperthyreose, Hormonstörungen
HF niedrig	Bradykardie	• Herzerkrankungen, wie z. B. Myokarditis, Perikarditis, KHK, Rechtsherzinfarkt, Elektrolytstörungen • Intoxikationen, Hypothyreose
HF unregelmäßig	Hier wird ein unbestimmter, unregelmäßiger Herzrhythmus erkannt.	Herzerkrankungen, Elektrolytentgleisungen, hormonelle Dysbalancen, Intoxikationen
Pacer defekt	Hierbei handelt es sich um einen nicht näher bestimmten Fehler des Herzschrittmachers.	Sondendislokation, Kabelbruch, Wackelkontakt, Batterieerschöpfung

Tab. 8: Physiologische Alarmmeldungen – Fortsetzung

Alarm-meldung	Alarm-erläuterung	Mögliche Ursachen
Pacer unwirksam	Die Stimulationen des Herzschrittmachers werden myokardial nicht beantwortet.	Sondendislokation, Kabelbruch, Wackelkontakt
Pause	Ein zu erwartender P-QRS-T-Komplex fehlt.	Unbestimmte Störungen in der Erregungsentstehung z. B. Bei Sick-Sinus-Syndrom, Intoxikationen
QRS fehlt	Ausfall eines zu erwartenden QRS-Komplexes.	Unbestimmte Störungen in der Erregungsausbreitung, z. B. Bei AV-Block
Salve	Mehrere direkt hintereinander auftretende VES.	• Herzerkrankungen, wie z. B. Myokarditis, KHK, akuter Myokardinfarkt, • Elektrolytentgleisungen, • Intoxikationen
ST hoch	ST-Hebungen in mindestens einer EKG-Ableitung. Möglicherweise liegt ein STEMI vor.	• STEMI • Myokarditis • Tako Tsubo • intrakranielle Blutung
ST-Kombi	ST-Hebungen oder -Senkungen in zwei oder mehreren EKG-Ableitungen.	• STEMI • Myokarditis • Tako-Tsubo-Kardiomyopathie • Brugada-Syndrom • intrakranielle Blutung
ST niedrig	ST-Senkungen in mindestens einer EKG-Ableitung. Möglicherweise	• NSTEMI • Tako-Tsubo-Kardiomyopathie • Angina-pectoris-Anfälle

Tab. 8: Physiologische Alarmmeldungen – Fortsetzung

Alarm-meldung	Alarm-erläuterung	Mögliche Ursachen
	liegt ein NSTEMI vor.	
SVT	Supraventrikuläre Tachykardie	Ursachen für eine Supraventrikuläre Tachykardie sind sehr zahlreich. • Freude, Angst, Schmerzen, Stress • Intoxikationen • Verschiedene Herzerkrankungen, wie z. B. Myokarditis, Perikarditis, KHK, WPW-Syndrom, AVNRT • Lungenembolie, Anämie, Elektrolytstörungen • Hyperthyreose, Hormonstörungen
R-auf-T	Spezielle Form einer Herzrhythmusstörung, bei der die R-Zacke des nachfolgenden QRS-Komplexes in die T-Welle der vorgehenden Herzaktion »einfällt«.	Häufig tritt diese spezielle Form der Herzrhythmusstörung im Rahmen eines Myokardinfarktes auf.
Trigeminus	Herzrhythmusstörung, bei der jeder dritte Schlag eine Extrasystole ist (2:1 Extrasystolie). Oder aber auch nach jedem	Herzerkrankungen, Elektrolytentgleisungen, Digitalisüberdosierungen, Sympathikomimetika, Koffeinüberdosierung

Tab. 8: Physiologische Alarmmeldungen – Fortsetzung

Alarmmeldung	Alarmerläuterung	Mögliche Ursachen
	»normalen« QRS-Komplex zwei Extrasystolen folgen (1:2 Extrasystolie).	
V-Tachy	Ventrikuläre Tachykardie, VT, Kammertachykardie	Eine V-Tachy ist eine akut lebensbedrohliche Herzrhythmusstörung, welche mit und ohne Puls einhergehen kann. Mögliche Ursachen sind z. B.: • Elektrolytstörungen • Intoxikationen • Akute Lungenembolie • Akuter Myokardinfarkt • Hypothermie
Vent Fib	Ventrikuläres Flimmern, Kammerflimmern	Akuter Herz-Kreislauf-Stillstand Mögliche Ursachen sind z. B.: • Elektrolytstörungen • Intoxikationen • Akute Lungenembolie • Akuter Myokardinfarkt
Vent-Rhythmus	Es dominiert ein ventrikulärer Rhythmus.	Ein Vent-Rhythmus ist eine akut lebensbedrohliche Herzrhythmusstörung, welche in der Regel mit Puls eihergeht. Mögliche Ursachen sind z. B.: • Elektrolytstörungen • Intoxikationen

Tab. 8: Physiologische Alarmmeldungen – Fortsetzung

Alarmmeldung	Alarmerläuterung	Mögliche Ursachen
VES Hoch	Die obere VES-Grenze pro Minute wurde überschritten.	Mögliche Ursachen für eine hohe Zahl an VES sind z. B.: • Elektrolytstörungen, Stromunfall • Intoxikationen • Akute Lungenembolie • Verschiedene Herzerkrankungen, wie z. B. Myokarditis, Perikarditis, Herzinsuffizienz, Myokardinfarkt
VES-Paar	Zwei VES zwischen zwei »normalen« QRS-Komplexen.	Herzerkrankungen, Elektrolytentgleisungen
VES Polytop	Es werden mehrere VES, aus unterschiedlichen Erregungszentren, erkannt.	Mögliche Ursachen für polytope VES sind z. B. • Elektrolytstörungen, Stromunfall, • Intoxikationen • Akute Lungenembolie • Verschiedene Herzerkrankungen, wie z. B. Myokarditis, Perikarditis, Herzinsuffizienz, Myokardinfarkt

9 Begriffserklärungen/ Wörterbuch

Ableitung Die EKG-Ableitungen sind vergleichbar mit verschiedenen Blickwinkeln, aus denen die elektrische Aktivität des Herzens betrachtet wird. In der Monitorüberwachung werden i.d.R. drei, vier oder fünf Ableitungskabel an den Patienten angeschlossen. Die Extremitätenableitungen nach Einthoven werden auch »Bipolare Ableitungen« genannt, da diese stets eine (+) und eine (-) geladene Elektrode benötigen. Die Ableitungen nach Goldberger sind »unipolare Ableitungen«. Diese benötigen keine (-) geladene Elektrode.

Arrhythmie Unter dem Begriff Arrhythmie (= Herzrhythmusstörungen) versteht man eine vom normalen Rhythmus abweichende Abfolge des Herzschlags. Diese kann dabei
- zu schnell,
- zu langsam,
- unregelmäßig,
- ungleichmäßig

sein. Je nach Schweregrad und Häufigkeit der Rhythmusstörung nehmen Betroffene dies manchmal als Herzstolpern, -rasen oder als unangenehme Pausen des Herzschlags wahr.

Artefakt Gestörte EKG-Anzeige durch lose EKG-Elektroden, Muskelzittern, Wackelkontakt durch defekte EKG-Kabel (Artefakt = unechte und unerwünschte Anzeige einer fehlerhaften digitalen Messung).

Asystolie	Keine elektrische Aktivität des Herzens → Herzstillstand. Ist der Patient jedoch ansprechbar, liegt meistens ein technisches Problem vor → Kabelbruch, lose EKG-Elektrode.
AV-Block	Ein AV-Block ist eine Erregungsausbreitungsstörungen zwischen den Vorhöfen (Atrien) und den Herzkammern (Ventrikel). Dabei werden 3 Grade unterschieden.
AV-Block 1. Grades	Regelmäßiger Rhythmus, jedoch mit einer verlängerten PQ-Zeit.
AV-Block 2. Grades Typ 1	Periodischer Verlauf, bei dem die PQ-Zeit sich über drei, vier Schläge kontinuierlich verlängert, bis schließlich einer P-Welle kein QRS-Komplex folgt. (Man spricht hier auch von der Wenckebach-Periodik bzw. vom AV-Block 2. Grades Typ Wenckebach.)
AV-Block 2. Grades Typ 2	Der AV-Block 2. Grades Typ 2 ist dadurch gekennzeichnet, dass er einerseits über kontinuierliche P-QRS-Komplexe verfügt, dabei aber regelmäßige QRS-Ausfälle hat. Meist handelt es sich hier um eine 2:1 oder 3:1-Überleitung. D. h., 2 (oder 3) P-Wellen folgt nur ein QRS-Komplex.
AV-Block 3. Grades	Vorhofaktionen und Kammerkomplexe sind vollständig unabhängig voneinander. Eine feste Zuordnung ist nicht erkennbar.
AV-Dissoziation	Ist eine andere Bezeichnung für den AV-Block 3. Grades (Dissoziation = Trennung, Spaltung).

AV-Knoten Der AV-Knoten liegt an der Grenzlinie zwischen dem Atrium (Vorhof) und Ventrikel (Kammer) dem sogenannten »Koch-Dreieck«. Seine Aufgabe besteht darin, die elektrischen Impulse des Sinusknotens zu sammeln und dann gebündelt an die Kammern weiterzuleiten.

Bigeminus Der Bigeminus ist eine Herzrhythmusstörung, bei der über einen nicht definierten Zeitraum jedem regulärem QRS-Komplex eine Extrasystole folgt. Diese kann ihren Ursprung im Ventrikel aber auch im Atrium haben. Manche Autoren sprechen hier auch von einem Zwillingsschlag.

Bradykardie Eine Bradykardie ist ein verlangsamter (= Brady) Herzschlag. Per Definition spricht man ab einer Herzfrequenz von unter 60 bpm von einer Bradykardie. Im Schlaf und insbesondere bei gut trainierten Sportlern kann die Herzfrequenz durchaus auf Werte von knapp um 40 bpm fallen, ohne dass dies als pathophysiologisch gewertet wird.

Brugada-Syndrom Das Brugada-Syndrom ist in den meisten Fällen eine vererbte Ionenkanalerkrankung, welche durch paroxysmale (anfallsartige) tachykarde Herzrhythmusstörungen bei ansonsten herzgesunden Menschen zum plötzlichen Herztod führen kann. Typischerweise sind Männer öfter als Frauen von dieser Krankheit betroffen. Im EKG imponiert zumeist eine Torsades-de-pointes-Tachykardie, welche in ein Kammerflimmern wechseln kann.

Chest Pain Unit Die Chest Pain Unit (CPU) oder auch Brustschmerz-Einheit, ist eine spezielle innerklinische Diagnostik- und Therapieeinheit, in der Patienten mit unklarem Brustschmerz bzw. mit dem Verdacht auf einen akuten Myokardinfarkt (notfall-)medizinisch behandelt werden.

Couplets Zwei unmittelbar aufeinanderfolgende Extrasystolen.

Depolarisation Pol-Umkehrung der Zellen. Damit im Rahmen der Reizweiterleitung, der elektrische Impuls von einer Zelle zur nächsten übertragen werden kann, müssen die Zellen ihre Spannung ändern, d. h. ihre Pole »tauschen«.

Einthoven-Ableitung Einthoven, Wilhelm (1860–1927), legte mit dem von Ihm entwickelten Einthoven-Dreieck eine bestimmte Elektrodenanordnung fest, welche auch heute noch als Standardableitungen gelten. Nämlich die Ableitungen I, II, und III.

EKG Elektrokardiogramm

Extrasystolen Zusätzliche »Schläge« des Herzens. Man unterscheidet dabei die Supraventrikulären (SVES) und die Ventrikulären (VES) Extrasystolen.

Goldberger-Ableitung Goldberger, Emanuel (1913–1994), entdeckte die nach Ihm benannten und auch heute noch gültigen Ableitungen aVR, aVR und aVF.

His-Bündel Das His-Bündel (oder auch das His'sche Bündel), ist im Reizleitungssystem des Herzens dem AV-Knoten untergeordnet. Es ist normalerweise die einzige muskuläre Brücke zwischen dem Vorhof und der Kammer.

Herzinsuffizienz Die Herzinsuffizienz ist kein spezielles Krankheitsbild, sondern eher ein Syndrom mit unterschiedlichen Ursachen, wie z. B.: Myokardinfarkt, KHK, Vorhofflimmern, arterielle Hypertonie, Kardiomyopathien, Herzklappenfehler, Lungenembolie.

Die Herzinsuffizienz wird in vier Schweregrade eingeteilt:
1. Symptomlose diagnostizierte Herzkrankheit.
2. Leichte Einschränkungen bei starker Belastung, Keine Symptome in Ruhe.
3. Starke Einschränkung bei leichter Belastung. Keine Symptome in Ruhe.
4. Anhaltende Symptomatik, auch in Ruhe.

Die Herzinsuffizienz ist nicht heilbar, aber durch entsprechende medikamentöse und physiotherapeutische Maßnahmen gut »einstellbar«.

Hyperthyreose Überfunktion der Schilddrüse. Die Ursache der Hyperthyreose liegt meist in einer Schilddrüsenautonomie, bei der die Schilddrüse unkontrolliert Schilddrüsenhormone produziert und freigibt. Symptome sind z. B.: Tachykardie, arterielle Hypertonie, ggf. mit hoher RR-Amplitude, Gewichtsverlust trotz gesteigertem Appetit, psychomotorische Unruhe, Nervosität, Schlafstörungen, feinschlägiger Tremor, Diarrhö, Zyklusstörungen bei Frauen, hohe Neigung zu Schweißausbrüchen.

intrakranielle Blutung Eine intrakranielle Blutung (im Volksmund auch »Hirnblutung« genannt) ist eine zunächst nicht näher bezeichnete venöse oder arterielle Blutung im Kopf. Ursächlich für eine intrakranielle Blutungen sind z. B. stumpfe Gewalteinwirkungen durch einen Unfall oder einen

Schlag/Tritt gegen den Kopf, arterielle Hypertonie sowie anderweitige Situationen, die einen (kurzfristig) stark erhöhten Druckanstieg im Kopf verursachen. Das entstehende Hämatom komprimiert und schädigt das betroffene Hirnareal, sodass es zu mehr oder weniger ausgeprägten Funktionsstörungen, bis hin zum hämorrhagischen Infarkt des Gehirns kommen kann.

isoelektrische Linie
Die isoelektrische Linie ist die Referenz- bzw. Null-Linie zwischen den Wellen und Zacken im EKG. Sie ist beispielsweise bei der Beurteilung einer ST-Hebung bzw. ST-Senkung wichtig.

Kammerflattern/-Flimmern
Das Kammerflimmern ist mit 75–85 % die häufigste Ursache des plötzlichen Herztodes. Die Erregung des Myokards verläuft mit einer Frequenz von 300–600 bpm. Das eindrückliche elektrokardiografische Bild zeigt einen irregulären Erregungsablauf, ohne dass P-Wellen oder Kammerkomplexe erkennbar sind. Aufgrund der völlig chaotisch und voneinander unabhängig verlaufenden Depolarisation kann das Myokard nicht kontrahieren, weshalb hier ein Kreislaufstillstand besteht. Pathophysiologisch und therapeutisch wird das Kammerflimmern nicht vom Kammerflattern differenziert.

Koronare Herzkrankheit
Die Koronare Herzkrankheit (KHK) ist eine chronische, über Jahre bis Jahrzehnte entstandene Erkrankung des Herzens, die sich durch arteriosklerotische Verengungen der Koronargefäße manifestiert. Diese arteriosklerotischen Verengungen (= Stenosen) führen oftmals zu Durchblutungsstörungen im Myokard und somit zu seinem Ungleichgewicht von »Sauer-

stoffangebot« und »Sauerstoffnachfrage« im Myokard. Die koronare Herzkrankheit, ist die häufigste Todesursache in Deutschland und gilt weltweit als die häufigste Erkrankung des Herzens.

Lown-Klassifikation

Die Lown-Klassifikation ist eine spezielle Einteilung ventrikulärer Extrasystolen. Ursprünglich war diese Klassifikation ausschließlich für Patienten nach Myokardinfarkt gedacht, wurde dann aber auch als generelle VES-Klassifikation akzeptiert.

monotope Extrasystole

Eine aus einem Ursprungsherd stammende Extrasystole.

Nehb-Ableitung

Die Nehb-Ableitung ist eine bipolare Ableitungen. Aufgrund ihrer Lokalisation der EKG-Elektroden wird sie in manchen Lehrbüchern auch »kleines Herzdreieck« genannt. Die Ableitungsbezeichnungen D, A und I stehen dabei für den jeweils abgebildeten Bereich des Herzens. Dabei entsprechen die Vektoren des Nehb-Dreiecks denen des Einthoven-Dreieckes:

Nehb	Einthoven
D	I
A	II
I	III

Polytope Extrasystole

Aus unterschiedlichen Ursprungsherden stammende Extrasystolen.

P-Welle

Die P-Welle entsteht, wenn sich die Erregung über die Vorhöfe ausbreitet. Sie ist NICHT der elektrische Beweis für eine Sinusknotendepolarisation.

Purkinje-Fasern Die Purkinje-Fasern sind im Reizleitungssystem des Herzens die letzten und feinsten Erregungsleitungszellen. Sie geben ihren Impuls direkt an die Myokardzellen der Ventrikel weiter, sodass die Ventrikel simultan kontrahieren können.

Q-Zacke Die Q-Zacke ist die erste Zacke des QRS-Komplexes und grundsätzlich nach unten (also »negativ«) gerichtet. Dabei ist zu beachten, dass die Q-Zacke nicht immer sichtbar erscheint. Eine signifikant tiefe Q-Zacke ist ein deutlicher Hinweis auf einen alten Myokardinfarkt (= »Infarktnarbe«).

QRS-Komplex Der QRS-Komplex steht für die vollständige Depolarisation der Ventrikel. Es depolarisieren sich also das His-Bündel, die Tawaraschenkel und die Purkinjefasern.

R-auf-T-Phänomen Spezielle Form einer Herzrhythmusstörung, bei der die R-Zacke des nachfolgenden Kammer-Komplexes auf die Spitze oder den absteigenden Schenkel der T-Welle der vorangehenden Herzaktion »einfällt«. Das R-auf-T-Phänomen tritt häufig im Rahmen eines Myokardinfarktes auf.

Repolarisation Nachdem sich die Zellen der Reizleitung depolarisiert haben und dadurch den elektrischen Impuls weitergeleitet haben, müssen sie Ihre ursprüngliche Polung wieder herstellen. Insbesondere die Elektrolyte Natrium und Kalium werden mittels Ionenpumpen aus den bzw. in die Zelle gepumpt, womit die ursprüngliche elektrische Polung wieder hergestellt wird. Diesen Ablauf nennt man Repolarisation.

Salve	Von einer Salve spricht man, wenn mindestens 4 VES aber maximal 11 direkt hintereinander erfolgen. Salven werden in der Klassifikation der VES den bedrohlichen Arrhythmien zugeordnet. Häufig gehen Salven mit Bewusstseinsstörungen und Synkopen einher und leiten oftmals in ein Kammerflimmern über.
Sinusrhythmus	Liegt ein »normaler« Sinusrhythmus vor (▶ Abb. 7), so arbeitet der Sinusknoten als physiologischer Schrittmacher. Die Reizleitung ist ungestört, d.h., jeder P-Welle folgt ein QRS-Komplex und jedem QRS-Komplex geht eine P-Welle voraus. Die Frequenz liegt zwischen 60–100 bpm.
Sinusbradykardie	Die Sinusbradykardie tritt auf, wenn sich der Sinusknoten weniger als 60 bpm depolarisiert. Dies kann physiologische wie auch pathologische Ursachen haben. Trainierte Sportler können beispielsweise Herzfrequenzen von deutlich unter 60 bpm. haben, ohne therapiebedürftig zu sein. Überdosierungen von Beta-Blockern oder sonstigen Antiarrhythmika können ebenfalls zu Sinusbradykardien führen, welche u. U. therapiert werden müssen.
Sinustachykardie	Die Sinustachykardie tritt auf, wenn sich der Sinusknoten mehr als 100 bpm depolarisiert. Gründe hierfür sind beispielsweise psychische Belastungssituationen, wie Dauerstress, Angstgefühl, aber auch körperliche Belastung sowie Volumenmangel im Gefäßsystem.
Spike	Spikes sind das sichtbare Zeichen, der Schrittmacherimpulse. Sie imponieren durch einen »harten«, senkrechten Impulsstrich auf der isoelektrischen Linie.

Trigeminus	Herzrhythmusstörung, bei der jeder dritte Schlag eine Extrasystole ist (2:1-Extrasystolie) oder aber auch nach jedem »normalen« QRS-Komplex zwei Extrasystolen folgen (1:2-Extrasystolie).
Torsades-de-pointes	Die Torsades-de-pointes-Tachykardie ist eine Sonderform der ventrikulären Tachykardien. Im EKG imponieren Kammerkomplexe mit Frequenzen > 150 bpm, die ungefähr alle 5–10 Schläge ihre Amplitude ändern und sich um die isoelektrische Linie »drehen«, was zu ihrem charakteristischen, spindelförmigen Aussehen führt.
T-Welle	Die T-Welle entsteht, wenn sich die Ventrikel repolarisieren.
Vorhofflattern	Beim Vorhofflattern erregt sich (meistens) der rechte Vorhof bis zu 350 bpm. Da es sich hier stets um das gleiche Erregungszentrum handelt, sehen die »P-Wellen« (= Flatterwellen) identisch aus. Aufgrund der hohen Vorhoffrequenz ergibt sich im EKG das typische »sägezahnartige« Bild. Die Erregung der Ventrikel erfolgt dann wiederum regelrecht, weshalb die QRS-Komplexe schmal aber durch die »Bremse« des AV-Knotens mehr oder weniger unregelmäßig kommen.
Vorhofflimmern	Vorhofflimmern tritt auf, wenn sich in den Vorhöfen mehrere Herde völlig chaotisch zueinander und mit einer Frequenz von bis zu 600 bpm. depolarisieren. Die Überleitung der Vorhoferregungen auf die Kammer erfolgt rein zufällig, sodass ein sehr unregelmäßiger, aber schmaler Kammerrhythmus in Form der absoluten Arrhythmie resultiert. Im EKG erscheint

die isoelektrische Linie völlig unregelmäßig. P-Wellen sind nicht erkennbar. Je nachdem ob das Vorhofflimmern grob- oder feinschlägig ist, ist es im EKG als solches nicht immer leicht zu identifizieren.

Vulnerable Phase Die vulnerable Phase ist die Phase, in der die Myokardzellen auf Erregungsimpulse hypersensibel reagieren. Fällt in diese »verletzliche« Phase in der Repolarisationszeit ein elektrischer Impuls, entsteht zunächst eine VES. Man spricht hier von einem »R-auf-T-Phänomen«, welches leicht in ein Kammerflimmern generieren kann.

WPW-Syndrom Das WPW-Syndrom (Wolff-Parkinson-White-Syndrom) ist eine tachykarde Herzrhythmusstörung, bei der eine Anomalie des Erregungsleitungssystems vorliegt: Zwischen Vorhof und Ventrikel verläuft ein zusätzliches Leitungsbündel, das sogenannte Kent-Bündel, über das vom Vorhof initiierte Erregungen schneller auf die Herzkammer übertragen werden, sodass es zu einem irregulären Erregungsablauf kommt.

10 Tipps zum effektiven Lernen

Nachdem Sie nun das Büchlein vollständig gelesen haben, wird Ihnen sicherlich auffallen, dass Sie das eine oder andere zwar gelesen, aber noch nicht vollständig verstanden bzw. verinnerlicht haben.

Darum möchte ich Ihnen abschließend ein paar Vorschläge zum »richtigen« Lernen geben, um dann mit der Lernerfolgskontrolle zu starten.

- ✓ Geben Sie sich bewusst Zeit und Raum zum Lernen. Schaffen Sie sich eine Lernathmosphäre in der Sie sich wohl fühlen, bequem sitzen und ungestört, konzentriert lesen und lernen können.
- ✓ Planen Sie sich für längere Lerneinheiten kleine Pausen ein, in denen Sie aufstehen, sich bewegen und Ihr Zimmer lüften können.
- ✓ Setzen Sie sich kleine Lernziele innerhalb eines Kapitels, bevor Sie dann das ganze Kapitel vollständig bearbeiten.
  »Auch der weiteste Weg beginnt mit dem ersten Schritt«
  (chinesisches Sprichwort)
- ✓ Wiederholen Sie das Gelernte in eigenen Worten, indem Sie es aufschreiben oder sich selbst erklären.
- ✓ Erklären Sie Teilabschnitte oder ganze Kapitel einem Kollegen und danach einem neuen Mitarbeiter.
- ✓ Verknüpfen Sie das neue Wissen mit Ihrem Alltag. Vergleichen Sie z. B. eigene EKG-Ausdrucke mit den hier im Buch aufgeführten.
- ✓ Teilen Sie, z. B. im Rahmen von Praxisanleitungen, Ihr Wissen mit anderen Mitarbeitern.
  Dadurch dass Sie hier gezwungen sind, den Lerninhalt so zu er-

klären, dass ihn Ihr Gegenüber versteht, werden Sie merken, dass Sie selbst davon profitieren werden.
- ✓ Vor Prüfungen oder wenn Sie Ihrem Pflege-Team einen Vortrag über die Interpretation des Monitor-EKGs halten dürfen ... schreiben Sie sich auf Kartei- oder Moderationskarten Stichworte zu den einzelnen Themen.

11 Fragensammlung

1. Was versteht man unter dem Begriff »Ableitung«?
2. Beschreiben Sie die Positionierung der EKG-Elektroden beim 3-, 4- und 5-Kanal-EKG.
3. Beschreiben Sie die Positionierung der EKG-Elektroden bei der EASI-Ableitung.
4. Erläutern Sie die Herzreizleitung.
5. Erläutern Sie die Rhythmusanalyse.
6. Erläutern Sie den Begriff »isoelektrische Linie«.
7. Wofür steht der Begriff »P-Welle«?
8. Erläutern Sie den Begriff »QRS-Komplex«.
9. Wofür steht der Begriff »T-Welle«?
10. Nennen Sie 10 kardiale Ursachen für Herzrhythmusstörungen.
11. Erläutern Sie die Begriffe SVES und VES.
12. Erläutern Sie die Begriffe Couplet, Triplet und Salve.
13. Was ist ein AV-Block?
14. Worin unterscheiden sich der AV-Block 2. Grades Typ Wenckebach und Typ Mobitz (II)?
15. Was versteht man unter einem AV-Block 3. Grades?
16. Erläutern Sie die Charakteristik der Torsade-de-pointes-Tachykardie.
17. Beschreiben Sie das EKG-Bild einer Asystolie.
18. Beschreiben Sie das EKG-Bild von Kammerflimmern.
19. Was versteht man unter dem Begriff »Spike«?
20. Im EKG-Monitor erscheint die EKG-Grundlinie, jedoch ohne der zu erwartenden EKG-Ausschläge. Nennen Sie vier mögliche Ursachen.
21. Im EKG zeigt sich eine durch Wechselstrom völlig gestörte Grundlinie. In manchen Fällen lässt sich hier die Vorhofaktivität nicht oder nur sehr schwierig beurteilen.

22. Im Überwachungsmonitor imponiert eine EKG-Grundlinie, welche permanent vom unteren Bildschirmrand bis zum oberen Bildschirmrand variiert (»wandert«). Nennen Sie vier mögliche Ursachen.
23. Physiologische Alarmmeldungen erkennen und interpretieren: Nachfolgend werden in tabellarischer Form unterschiedliche Monitor-Alarme aufgelistet.
Füllen Sie die leerstehende Spalte aus:

Alarmmeldung	Alarmerläuterung	Mögliche Ursachen
AF Hoch	Die Atemfrequenz ist zu hoch. Der Patient hyperventiliert.	
AF Niedrig	Die Atemfrequenz ist zu niedrig. Der Patient hypoventiliert.	
Apnoe	Atemstillstand	
Asystolie	Akuter Herzstillstand	
Bigeminus	Herzrhythmusstörung, bei der jeder zweite Schlag eine Extrasystole ist.	
Couplet		
HF Hoch	Tachykardie	
HF Niedrig	Bradykardie	
Salve	Mehrere direkt hintereinander auftretende VES	
ST Hoch		
ST Niedrig		

Alarmmeldung	Alarmerläuterung	Mögliche Ursachen
SVT	Supraventrikuläre Tachykardie	
R auf T		Häufig tritt diese spezielle Form der Herzrhythmusstörung im Rahmen eines Myokardinfarktes auf.
V-Tachy	Ventrikuläre Tachykardie, VT, Kammertachykardie	
Vent Fib	Ventrikuläres Flimmern, Kammerflimmern	
VES Hoch	Die obere VES-Grenze pro Minute wurde überschritten.	
VES Polytop		

12 EKG-Übungsbeispiele

1.

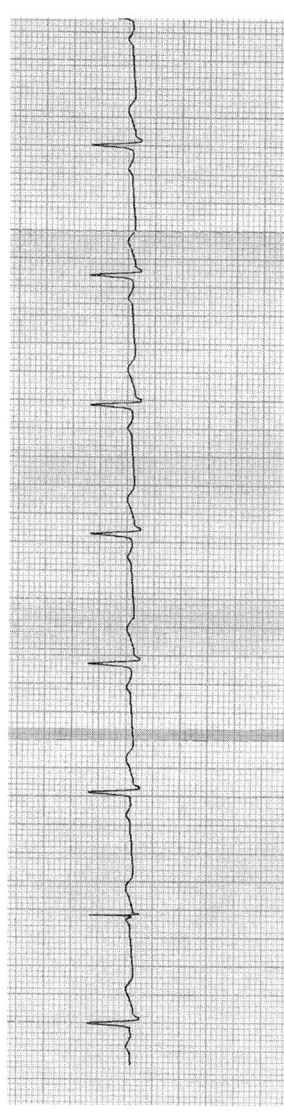

2.

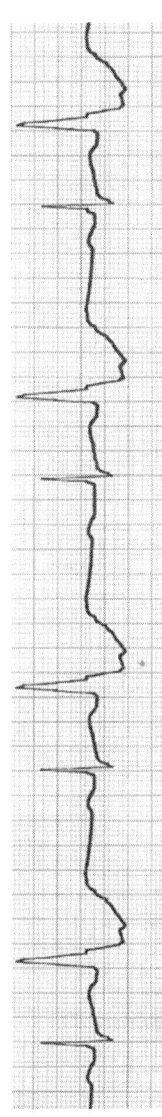

3.

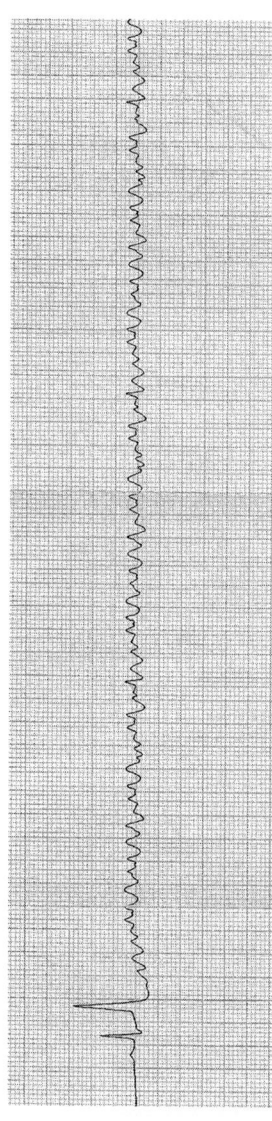

4.

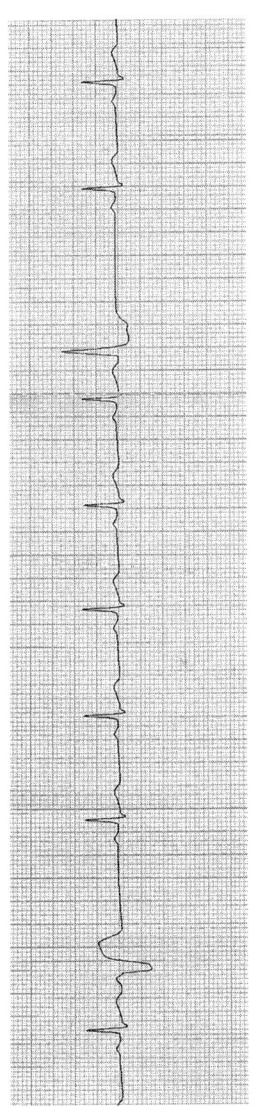

5.

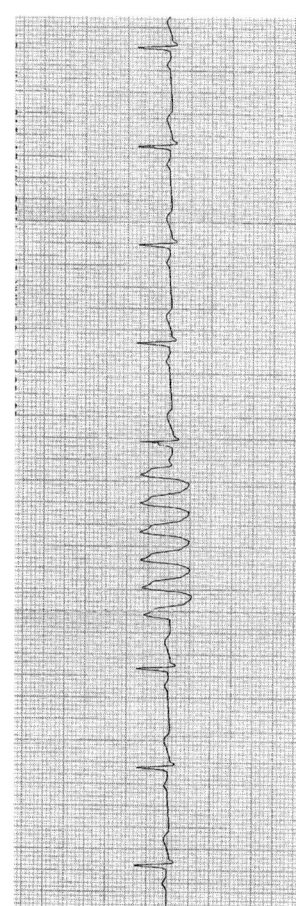

6.

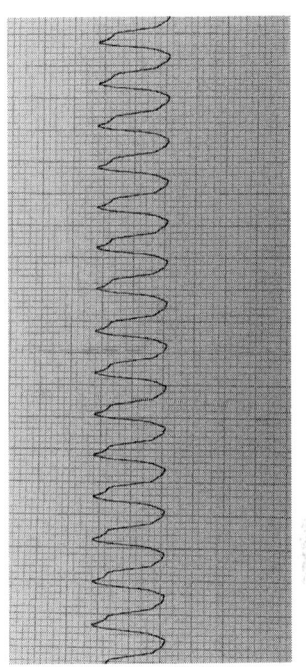

7.

8.

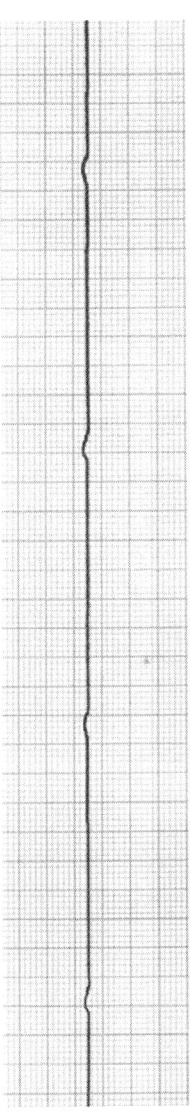

9.

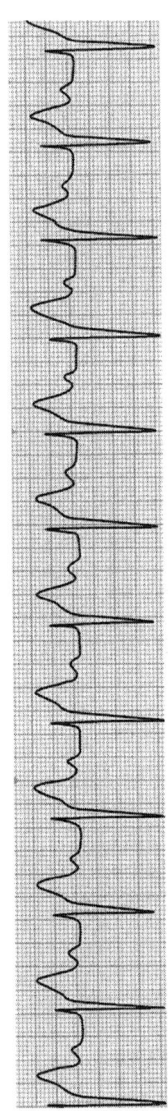

10.

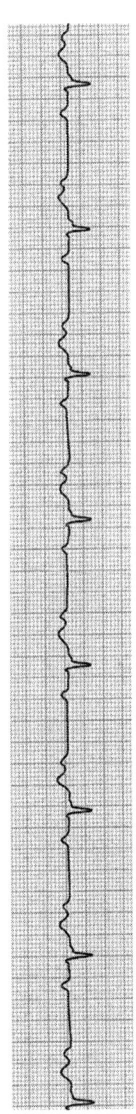

11.

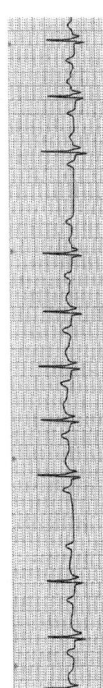

12.

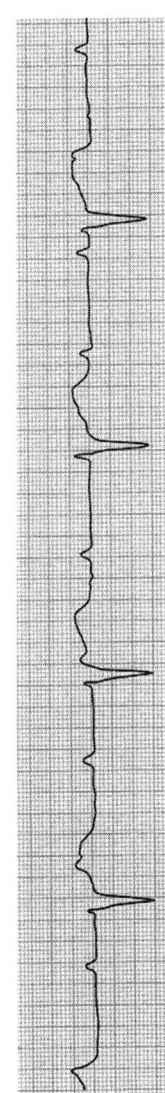

13.

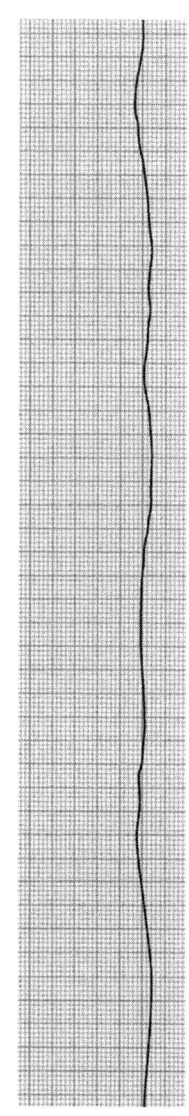

14.

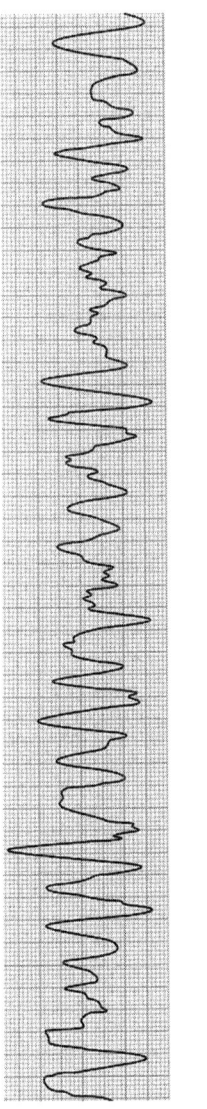

15.

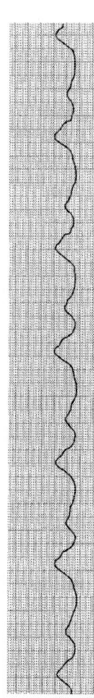

16.

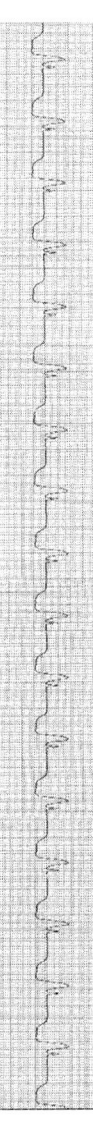

17.

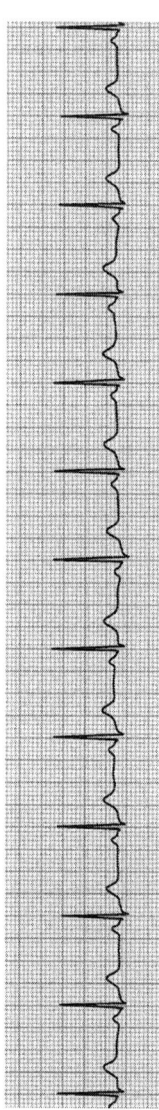

18.

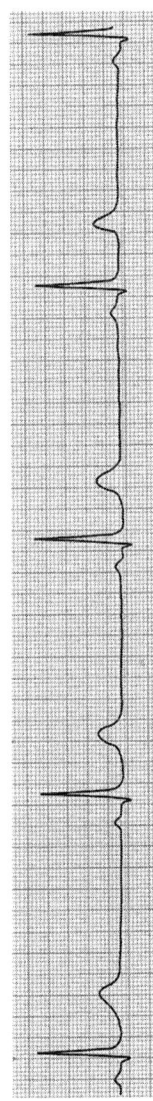

19.

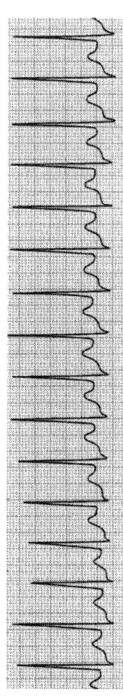

20.

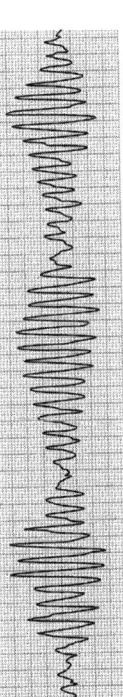

21.

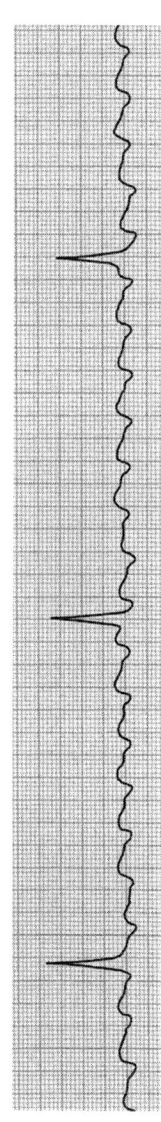

22.

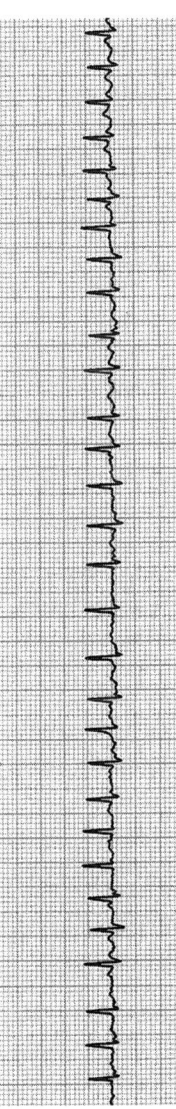

23.

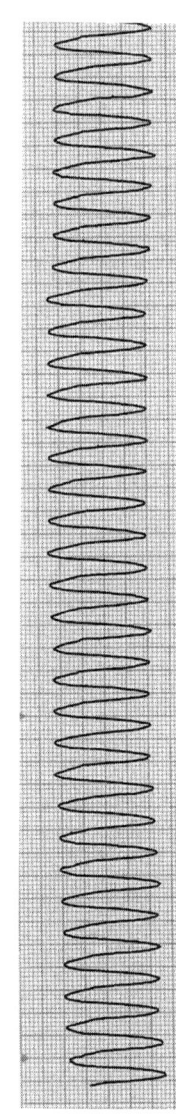

24.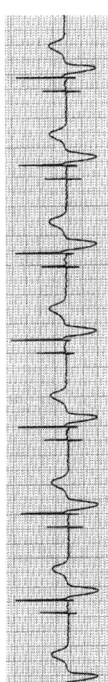

25.

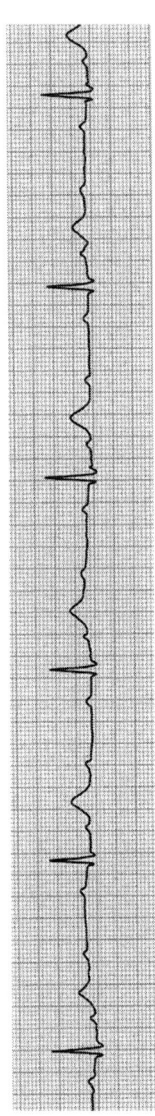

26.

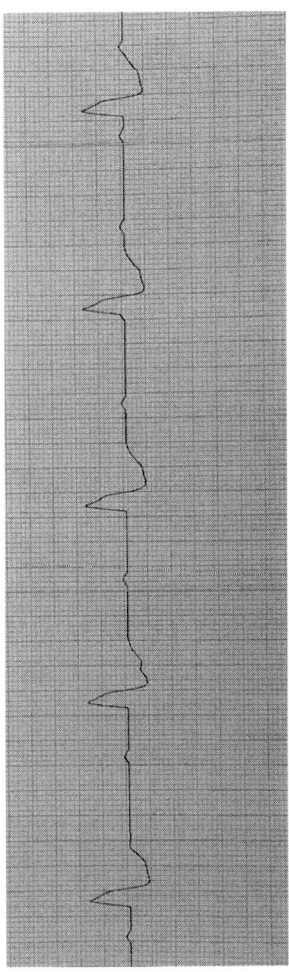

27.

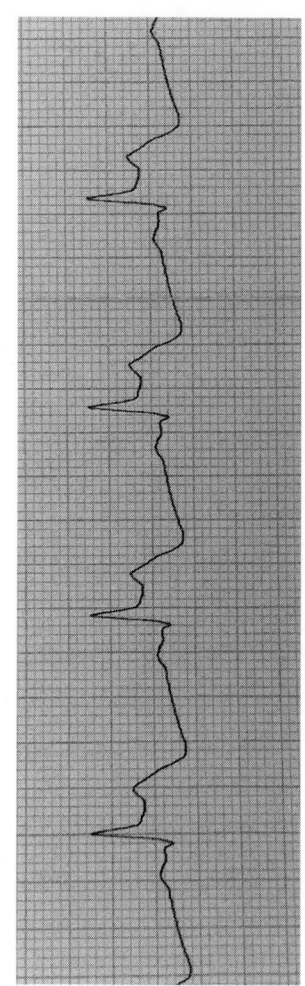

12.1 EKG-Übungsbeispiele – Lösungen

1. Sinusrhythmus
2. Bigeminus
3. Kammerflimmern
4. Polytope VES
5. Salve
6. Ventrikuläre Tachykardie/VT
7. Kammerflimmern/-flattern
8. Ventrikuläre Asystolie
9. AV-Block 1. Grades, © GRC 2010 ALS Anwender Handbuch
10. AV-Block 2. Grades Typ »Mobitz«, © GRC 2010 ALS Anwender Handbuch
11. AV-Block 2. Grades Typ »Wenckebach«, © GRC 2010 ALS Anwender Handbuch
12. AV-Block 3. Grades, © GRC 2010 ALS Anwender Handbuch
13. Asystolie, © GRC 2010 ALS Anwender Handbuch
14. Kammerflimmern/-flattern, © GRC 2010 ALS Anwender Handbuch
15. Pulslose elektrische Aktivität/PEA, © GRC 2010 ALS Anwender Handbuch
16. Einkammer-Schrittmacher–EKG
17. Sinusrhythmus, © GRC 2010 ALS Anwender Handbuch
18. Sinusbradykardie, © GRC 2010 ALS Anwender Handbuch
19. Supraventrikuläre Tachykardie, © GRC 2010 ALS Anwender Handbuch
20. Torsade-du-Pointes-Tachykardie, © GRC 2010 ALS Anwender Handbuch
21. Vorhofflattern, © GRC 2010 ALS Anwender Handbuch
22. Vorhofflimmern/TAA, © GRC 2010 ALS Anwender Handbuch
23. Ventrikuläre Tachykardie/VT, © GRC 2010 ALS Anwender Handbuch
24. Zweikammer-Schrittmacher–EKG, © GRC 2010 ALS Anwender Handbuch
25. AV-Block 2. Grades Typ Mobitz mit einer 3:1 Überleitung, © GRC 2010 ALS Anwender Handbuch

26. AV-Block 3. Grades
27. STEMI/ST-Hebungsinfarkt

Literaturverzeichnis

Busch, J., Trierweiler-Hauke, B. (2013): Pflegewissen Intermediate Care, 1. Auflage: Berlin Heidelberg: Springer Verlag

Kleindienst, R. (2012): Grundkurs EKG. 10. Aufl.: Stockach: Leo-Druck GmbH

Köhler, J. (2017): Kardiopulmonale Reanimation, 1. Auflage: Stuttgart: Verlag W. Kohlhammer

Köhler, J. (2018): Chest Pain Unit – Ein multiprofessionelles Lehr- und Praxisbuch, 1. Auflage: Stuttgart: Verlag W. Kohlhammer

Internetquellen

Fokus-EKG: EKG-Wissen für die Praxis (2017): https://www.fokus-ekg.de/inhalt-von-a-z/ekg-ableitungen/weitere-ableitungen/, **Zugriff am: 27.07.2021**

Boehringer Interaktiv (2021): https://www.vorhofflimmern.de/content/wo-liegt-die-ursache-fuer-vorhofflimmern-und-wie-ist-der-verlauf, **Zugriff am: 27.07.2021**

DocCheck Flexikon (2021): Brugada-Syndrom, https://flexikon.doccheck.com/de/Brugada-Syndrom, Zugriff am: 27.07.2021

DocCheck Flexikon (2021): Bigeminus, https://flexikon.doccheck.com/de/Bigeminus#:, Zugriff am: 27.07.2021

DocCheck Flexikon (2021): Hirnblutung, https://flexikon.doccheck.com/de/Hirnblutung?utm_source=www.doccheck.flexikon&utm_medium=web&utm_campaign=DC%2BSearch, Zugriff am: 27.07.21

Medical Tribune (2021): Kardiologie, https://www.medical-tribune.de/medizin-und-forschung/fachbereich/kardiologie/, **Zugriff am: 27.07.21**

NetDoktor (2021): Herzrasen, https://www.netdoktor.de/symptome/herzrasen/

http://www.wains-world.de/, Zugriff am: 27.07.21